LE POULPE

ATAXIE POUR HAZEBROUCK

ISBN : 2-84219-132-3
ISSN : 1265-986X

LE POULPE

serge turbé

ATAXIE POUR HAZEBROUCK

LE POULPE
ÉDITIONS BALEINE

à Madeleine, ma mère
à K'roll

« Ce qui fait la nuit en nous peut
laisser en nous les étoiles. »
Victor Hugo, *Quatre-vingt-treize*

1 - Vous avez dit « blizzard » ?

Lorsque la Terre respire, dit Tseu-k'i,
cela s'appelle le vent.
Tchouang-Tseu, *La Réduction ontologique*

– Et une américaine ? demanda Robert.

– Ça non… Ah si pourtant, une fois j'en ai bu une, c'était de la Schlitz, de Milwaukee.

– Ah bon, t'as donc été là-bas, Mimi ? Goguenard, Robert Corteschaeve faisait les yeux ronds en astiquant son antique comptoir en chêne.

– Mais non, espèce de bleute, c'était à Lille, y'a près de vingt ans. Le début de la mode des bistrots à bière, comme ils disaient. Et moi j'avais choisi ça pour goûter, quoi. Le garçon, y devait pas vraiment la connaître : les deux premières qu'il avait rapportées ont carrément explosé quand il les a décapsulées. T'aurais vu le travail… La troisième, il m'en a laissé suffisamment pour un demi-verre. De la vraie pisse ! J'ai même rien dû payer.

– Ah les cons ! Tiens, au fait, j'ai reçu les premières caisses de bière de Mars, de Saint-Sylvestre-Cappel. Ça te dit ? C'est moi qui régale.

Sans même attendre la réponse, Robert passa du

côté épicerie. Michel Zwartekop jeta un coup d'œil par la fenêtre. Neige et bourrasques : il distinguait à peine la masse sombre de la houblonnière qui dressait ses perches et ses filins à quelques hectomètres de là. Il aimait bien le mot «hectomètre», ça lui rappelait l'école primaire, et il ne pouvait s'empêcher d'y associer «hectolitre», s'étant d'ailleurs toujours demandé pourquoi les kilolitres, ça n'existe pas.

Robert revint avec une bouteille brun-roux de bière nouvelle.

Dégustation de l'ambre, délectable amertume.

– Mmmh..., elle est à point, rota légèrement Michel.

– Ah ouais, surtout pas la mettre au frigo. Allez, on se la vide.

Hochant la tête, Zwartekop se fendit de quelques éructations météorologiques, comme quoi c'était un sacré putain de temps, qu'avec le vent ça ferait des congères et que si ça continuait, le carnaval, pas seulement çui de Cassel, mais même çui de Dunkerque, serait compromis, ajoutant un énigmatique «chose due».

Nonobstant l'abscondité du propos final, Robert répliqua d'un ton rassurant que oh, ça avait encore le temps de changer d'ici cinq, six jours.

Tous deux levèrent leur chope. Tous deux burent. Tous deux faillirent s'étrangler.

La porte de l'estaminet de campagne venait de s'ouvrir à toute volée. Une forme oblongue et plastifiée de gris déboula sur le plancher, comme si un troupeau de boulonnais s'était engouffré d'un seul coup dans la pièce : Marie Huyghe venait d'entrer, hurlant quelque chose d'incompréhensible, s'agitant comme si elle avait à passer un casting pour le Living Theatre.

– Ferme nom de dieu la porte, Marieke !

Un niagara de neige se déversait dans le troquet. La femme semblait ne pas entendre. Michel se précipita pour refermer la lourde et n'eut que le temps de glisser une chaise derrière Marie qui s'y affala, surprise un instant que le sol fût si haut.

Elle se tut, hoqueta, et très vite les sanglots la reprirent, la secouant de part en part, son gros corps tressautant dans l'imper de plastique gris qui la contenait difficilement.

Michel forma l'image fugace, en surimpression, d'un énorme pot'je vlees, mais sans la viande : que de la gélatine. Il ne put réprimer le gargouillement simultané de son estomac qui commençait à le prévenir : il serait bientôt l'heure d'avoir faim. La bière de Mars était sacrément apéritive…

Corteschaeve, quant à lui, tentait de calmer Marie. En vain.

De la bouche de la grosse femme jaillit une suite de sons qui faisait à peu près : «Je viens de chez Pit' !».

– Pit' ? Pierre Vandenbrouck ?

– Ouais, j'vais deux fois par semaine pour aider Jeanine à prier en bas son zona qu'elle a attrapé après son accouchement.

– Et alors ?

– Et alors, c'est fini.

Sentant qu'elle allait se remettre à braire, Zwartekop intervint, la tenant aux épaules :

– Je vois pas pourquoi tu te mets dans des états

comme ça. T'as réussi à la guérir et puis après ? Tu devrais être contente !

– Mais je l'ai pas guérie ! Elle est morte ! Et toute sa famille avec ! C'est horrible : plein de sang, tout plein de sang tout partout !

Robert et Michel se regardèrent, médusés comme la plage de Bray-Dunes aux marées d'équinoxe.

– Bon allez, on vient avec toi, siffla le gargotier soudain repris par un asthme ancien. Mais c'est pas possible, t'as dû avoir la berlue, Marieke.

– T'aurais pas mangé quelque chose de drôle, ce matin ? renchérit Zwartekop. Ou…, il esquissa le geste de quelqu'un qui boit un coup.

– Arrêtez vos conneries ! rugit-elle. Et puis moi je viens pas, je veux plus retourner là-dedans.

Elle ébaucha un signe de croix et se remit à pleurer de plus belle.

– Bon d'accord, on y va, souffla Corteschaeve. Ça va pas être triste avec ce temps, merde alors…

Il se tourna vers Marie et, essayant une nouvelle fois de l'apaiser, lui désigna le poêle à charbon, gros et cylindrique, qui trônait entre la partie bistrot et la partie épicerie de la maison :

– Rapproche-toi du feu, et si tu veux une goutte, t'as qu'à te servir, la cafetière elle est là pour ça.

Robert et Michel s'engagèrent sur la petite route qui montait vers Oxelaëre, luttant contre les rafales de vent et les flocons mêlés de glace qui les aveuglaient, chaque pas dérapant dans une mélasse de neige et de boue. Heureusement, la ferme Vandenbrouck n'était pas bien loin, à peine deux cents mètres, juste avant la houblonnière.

La lumière était encore allumée, Marie n'avait même pas pris la peine de refermer la porte d'entrée.

À l'intérieur, dans une bouillie de neige fondue et de sang, les deux fils Vandenbrouck, le petit Gilles et son grand frère François, gisaient sur le sol, la poitrine défoncée par ce qui ressemblait fort à du calibre 12. Comme des lapins.

Michel ne put retenir un gémissement :

– Dégueulasse...

Ils passèrent dans la cuisine, évitant au passage de marcher dans les flaques noires, déjà coagulées. Dans la petite pièce, rien. Ils avancèrent. Dehors, le bruit de la tempête qui faisait craquer la bâtisse augmentait encore l'impression d'horreur et de désarroi qui étreignait les deux hommes.

Ils arrivèrent à la chambre des parents. Michel eut un mouvement de recul et vomit dans le couloir.

Robert s'avança vers le lit, comme un automate. Jeanine se tenait devant lui, coincée dans une position grotesque entre la garde-robe et une petite commode. La moitié de sa tête avait disparu, éclaboussant tout le mur derrière elle.

Ce n'est que lorsqu'il s'approcha du berceau que Robert fut à son tour secoué d'un irrépressible haut-le-cœur.

Le petit lit ne contenait plus qu'une masse informe, sanguinolente.

Corteschaeve hurla, sans trop savoir pourquoi. Douleur, révolte, angoisse aussi : comme si la folie rôdait encore dans la maison.

Derrière lui, Michel s'agrippait au chambranle de la porte. D'une voix blanche, il lui dit :

– Viens, on ne peut plus rien pour eux.

Robert continuait de hurler comme un dingue. Michel l'attrapa par un bras et l'emmena, s'arrêtant pour lui coller une paire de claques, ce qui ne le refroidit guère.

Il glissait vers le délire. Pour preuve, son passé de séminariste qui refaisait soudain surface :

– C'est vraiment atroce, Mimi, geignait-il en se tordant les mains. Là c'est fini pour leurs corps, mais leurs âmes, tu y penses, à leurs âmes ?

– Pas le moment de nous faire une crise mystique, calme-toi ! Ça ne sert plus à rien. Faut appeler les flics. Occupe-toi donc de ça, moi je vais voir si je peux pas trouver Pit'...

– Fais gaffe, Mimi, c'est peut-être lui qui a fait tout ce carnage. Il doit être devenu cinglé.

Michel lui désigna d'un coup de menton le fusil de chasse qui traînait à terre.

– T'inquiète pas. Touche à rien surtout, mais appelle quand même les flics.

Il ne fallut pas cinq minutes à la 4L bleue des gendarmes de Cassel pour débouler en trombe dans la cour de la ferme.

Pâles comme des linges, Michel et Robert accueillirent les pandores qui commencèrent par relever leurs identités. Non, ils n'avaient touché à rien. Non, ils ne savaient pas où était Pierre Vandenbrouck. Oui, ils le connaissaient bien, un brave gars, jamais un mot plus haut que l'autre. Bien vu par tout le monde au village.

De furieux coups de klaxon à l'entrée de la cour. Une petite Ford, avec Eric Troiblonde dedans, gesticulant comme une marionnette, rouge comme un coq. Un des gendarmes, raide comme une marotte amidonnée, s'approcha du castelet, se demandant qui c'était ce guignol. Troiblonde se déplia hors de sa bagnole. Palabres, gestes démesurés, propulsion frénétique vers les bâtiments avant d'être transformés en bonshommes de neige.

– Chef ! Je crois qu'on l'a retrouvé, chef !

L'adjudant-chef regarda le subalterne d'un œil interrogateur façon coquille d'escargot.

– Oui, chef : le dénommé Troiblonde Eric, ici présent, affirme formellement l'avoir vu...

– Où ça, nom de dieu, et quand ?

– Y'a deux minutes, chef, dans la houblonnière.

Le chef fit mine de défourailler son arme de service.

– Pas la peine, chef.

Ce n'était pas la peine, en effet. Englués dans la boue entre deux lignes de perches à houblon, un lent mouvement de pendule les fascinait : celui que le vent imprimait au corps de Pierre Vandenbrouck, flottant à trente centimètres au-dessus du sol.

Le cadavre faisait la grimace, un vrai James Ensor. Sa langue, énorme et déjà noire, jaillissait de sa bouche. Un long filin d'acier le rattachait, là-haut, aux câbles horizontaux de la houblonnière. La tête tenait encore au corps. Mais plus pour bien longtemps.

– C'est... sanglota Troiblonde. Un corps, comme ça, tout seul, pendu dans le mauvais temps...

Michel le considéra mais ne dit rien, pensant seulement :

– Et une âme, Eric, hein ? Demande à Robert...

2 - Apophtegmes

Vous fonctionnez contre et dans le système, ce qui implique un rapport permanent à des individus intégrés qui ne sont pas forcément des pourris, des cons ou des vendus.
Bob Nadoulek, *Manifeste du nouveau sabotage et des nomades urbains*

– Quelle belle journée, n'est-ce pas Léon ?

Le chien s'approcha et s'assit, posant le museau sur le bord de la table à laquelle avait pris place le grand type dégingandé qui venait de lui adresser la parole.

– Alors, mon vieux, ça va ? reprit-il. Un p'tit susucre ?

Le berger allemand fixa Gabriel de ses yeux jaunes et émit un léger gémissement suivi aussitôt d'un grognement sourd.

– Qu'est-ce que t'as ? T'es pas dans ton assiette ? Ton maîmaître ne soigne pas ta boustifaille ?

Léon aboya à trois reprises, faisant sursauter les quelques clients du Pied de Porc à la Sainte-Scolasse qui s'envoyaient qui le petit noir, qui le grand crème du matin.

– Eh là ! Eh là ! tonitrua Gérard, le patron du rade. Qu'est-ce que tu fais à mon chien ? Tu sais bien qu'il est parano. Il peut pas saquer les allusions à son grand âge ou à sa pâtée. Fais gaffe, il pourrait bien te rogner un bout de tentacule…

Gabriel Lecouvreur jeta machinalement un coup d'œil à ses bras posés sur le vernis de la table, de chaque côté d'un numéro du *Parisien* plié en quatre.

Il zieuta Gérard et se contenta de lui susurrer :

– Remets-moi un café.

– Toi, t'as une drôle de tête ce matin. Ça serait pas en train de gamberger là-dedans ? Laisse-moi deviner… Il se gratta le crâne. T'aurais pas plutôt envie d'une petite bière ? Hein, un p'tit jus de houblon qui viendrait de… Flandre ? Non ? Tu m'étonnes, mon gars !

Le Poulpe pigeait très bien l'allusion du taulier : une fois de plus, le roi du pied de porc avait envie de le charrier.

– Alors, monsieur Je-sais-tout-j'ai-des-théories-sur-tout, qu'est-ce que tu vas encore nous pondre là-dessus ?

Gérard s'approcha de la table de Gabriel en moulinant doctement du torchon, ce qui fit battre en retraite Léon, lequel conjecturait faussement que c'est à lui que le maîmaître il en voulait.

– Hein, là-dessus, quoi donc Môssieur le Poulpe va-t-il nous sortir ? Ne m'dis pas qu'tu l'as pas lu !

Théâtral, Gérard s'empara du journal, l'ouvrit pli à pli, et étala la une sous le nez de Gabriel. Il gloussa, se tripotant la moustache.

Le titre déployait ses caractères gras sur cinq colonnes :

LE QUINTUPLE CRIME DE WESTREENE :
INEXPLICABLE SUICIDE COLLECTIF.

Gabriel renifla.

– Pas envie d'en parler, vraiment le truc qui me fait gerber.

– Moi je te dis que c'est encore une histoire de secte, genre Temple de la Lune ou un machin comme ça. C'est la grande mode, maintenant, de se zigouiller en famille.

– Temple de la Lune, mon cul ! répliqua Gabriel. Franchement, qu'est-ce que tu vas chercher, toi !

– Les journaux, c'est fait pour être lu, pas pour se torcher avec ! Tu te souviens du suicide groupé en Suisse, les allumés du Soleil ?

– Oui…

– Une secte ! Et celui qu'il y a eu dans le Vercors ?

– Oui…

– La même secte ! Et maintenant la Belgique ! Je te dis que c'est une série et que c'est pas fini. Ils vont tous se flinguer, ces cinglés, et ça risque d'être bien pire si ça tourne à la japonaise. Baoum ! Ou plutôt Psssssch… !

Gérard postillonnait tellement que Gabriel dut se reculer pour éviter la noyade.

– Écoute, Gérard, tu t'y connais en cuisine, c'est vrai. Tes pieds de cochon, c'est prouvé, sont les meilleurs de la galaxie. Mais pour la géographie, tu repasseras. Tu ferais bien de t'abonner…, il sortit de sa poche un morceau de carte Michelin qu'il posa sur le journal…, à autre chose qu'aux pages centrales de *Penthouse*. Question triangles… tu saurais que Westpeene en forme justement un avec Nordpeene et Zuytpeene, et que tout cela se situant tout près d'Hazebrouck, ça nous met le village en France, et pas en Belgique !

– C'est ça, c'est ça… Monsieur peut faire son étudiant et essayer de détourner la conversation, il ne me fera pas croire qu'il a une théorie plus costaud que la mienne sur l'affaire… Tiens, je te parie un repas pour deux dans le meilleur resto d'Alençon et de ses environs. Et tu sais de quoi je parle…

– Tope-la ! Gabriel allongea un bras style *Vingt mille lieues sous les mers.*

– Ah ces deux-là alors, *nunca*, ils ne changeront jamais ! Pour faire les gamins, toujours prêts !

La voix de Maria, la patronne dont l'accent gardait de beaux restes espagnols, venait de s'élever de derrière le zinc. Tout en lustrant le cuivre de la nouvelle pompe à bière, elle adressa un clin d'œil à Vlad, l'aide-cuisinier roumain qui travaillait là depuis toujours. Ou presque.

Vlad resta sans rien dire, se contentant de froncer les sourcils un peu plus que d'habitude, ce qui chez cet homme pour le moins ombrageux équivalait parfois à un large sourire.

– Nous disons donc un café pour le Poulpe, chantonna Gérard à l'adresse de Maria qui aussitôt s'affaira au perco.

Le patron navigua vers le comptoir et en revint illico avec une tasse fumante.

C'est là qu'il remarqua quelque chose à quoi il n'avait tout d'abord pas prêté attention : sur la table, un bouquin, très mince, à moitié caché par le journal que Gabriel parcourait maintenant d'un œil apparemment distrait.

Accostant, il débarqua le café sur la table et en profita pour subtiliser le livre, se préparant à lancer de nouveaux sarcasmes.

– Tiens mais c'est vrai, j'avais oublié que Monsieur lit... !

Gérard s'assit en face de gabriel qui fit mine de lui reprendre le bouquin des mains. Gérard eut un mouvement de recul et commença à feuilleter l'ouvrage.

– Alors toi, on peut pas dire que tu te foules ! Il y a combien de pages là-dedans ? Quinze ? Vingt ? C'est même pas écrit.

– Dix exactement, si tu ne comptes pas celle du titre.

Le loufiat y jeta un coup d'œil et s'essaya à lire à voix haute :

– Ap..., apove..., apoftègue..., lupulin... ??

– *Apophtegmes lupuliniens*, soupira le Poulpe. C'est de Mathias Canterel.

–...? Ah ouais, fit l'autre, tirant un blair comme un éteignoir, avec dans le regard comme qui aurait dit de la pitié.

Resoupir poulpien :

– Chacun son truc. Ça faisait des années que je le cherchais. Je l'ai trouvé par hasard, il y a trois jours, chez un petit libraire aux Batignolles...

Apitoiement persistant du tenancier et fin de la phrase du Poulpe :

–... je l'ai lu au moins vingt fois.

Le taulier sursauta :

– Vingt fois ! ?

– Bah oui, enfin à peu près... Quand on aime, on ne compte pas.

– Tu dois les connaître par cœur alors, ces apof..., enfin ces trucmuches. Sa langue se fit de miel. Ou alors, c'est que tu nous gonfles, comme d'habitude... Allez, au hasard. Tiens, page six. Marrant, la seule page où il y a un numéro. Oh mais ça va être facile. Y'a que des tout petits textes... T'es pas fichu de réciter le suivant !

– Vas-y toujours...

L'air chafouin, Gérard jeta un regard perplexe sur l'opuscule et ânonna :

« Que le brouillard soit le cousin de la brume
N'autorise aucune déduction concernant le
Degré de parenté entre la nappe et la corne. »

– Deux secondes, fit Gabriel. Lentement, de tout son corps, il laissa renaître en lui la phrase recherchée.

Il dut faire un effort pour ne pas s'étrangler : non seulement ces mots jadis écrits par Canterel le ramenaient à quelques kilomètres de Westpeene et d'Hazebrouck, mais, très singulièrement, leurs sonorités lui rappelaient les paroles que lui-même avait adressées à Léon, quelques instants auparavant.

Quant à Gérard, il faillit tout simplement exploser en entendant le Poulpe lui dire tout bas :

« Quel Belge, René, n'est pas lion ? »

3 - Ce soir, grande surprise !

Abominables fourrures abdominales.
Marcel Duchamp-Rrose Sélavy

La queue du kangourou émergeait de la moquette. Les petits étaient éparpillés sur le lit défait et la maman devait traîner quelque part à terre, parmi les dizaines d'autres animaux qui constituaient la collection pelucheuse de Cheryl.

Gabriel s'assit sur le pouf de cuir rose et attrapa un bouquin sur la filmographie de Michèle Pfeiffer. Il l'ouvrit au hasard et tomba en arrêt sur une photo de la belle ténébreuse dans son rôle de Catwoman…

Au rez-de-chaussée du salon de coiffure de la rue Popincourt, les deux jeunes stagiaires l'avaient gratifié d'un accueil digne d'un bousingot classieux, style le Chabanais version grandes heures. Marnie lui avait sauté au cou dès son entrée et la petite nouvelle, répondant au doux prénom de Fanfan, ne s'était pas fait prier pour en faire autant aussitôt après. Craquantes, pour sûr elles l'étaient. Quatre longues jambes dans des jupettes aussi aériennes qu'un meeting au Bourget.

Le temps d'un quart de tour d'hélice, l'âme de Gabriel se laissa traverser par la pensée que côté voltige elles promettaient : au libre comme à l'imposé elles n'étaient pas du genre à faire pâle figure.

Fanfan interrompit la rêverie poulpestre en plein looping :

– Madame n'est pas là. Elle nous a dit…

– Tu peux l'appeler Cheryl, la coupa Marnie, faisant son affranchie. Et monsieur, c'est Gabriel, hein oui, monsieur ?

– Euh, oui, bien sûr…, répondit le Poulpe. Mais qu'est-ce que Cheryl vous a dit ?

– Eh bien, elle est partie il y a dix minutes faire quelques courses. Pour dîner, qu'elle a dit. Du côté de la rue de Charonne, je crois. Elle a dit que vous pouviez l'attendre là-haut.

– Et de vous mettre à l'aise…, ajouta Fanfan avec un sourire qui se voulait entendu.

Elle ne pouffa que lorsque Marnie lui envoya un coup de coude dans les côtes.

– Faut l'excuser, m'sieur Gabriel, elle fait que commencer…

Ambiance donc à la franche gaîté quand la porte

s'ouvrit brusquement, faisant tinter la pyramide de clochettes orientales que Cheryl avait dénichée quai de la Mégisserie quelques jours auparavant.

Une petite mémère du quartier venait d'apparaître, cœur et verbe joyeux, claironnant qu'elle désirait se faire « rafraîchir la couenne, méchage, décollage et tout l'tintouin, mes poulettes. »

Les filles se lancèrent des regards écarquillés et réciproques. Ce fut Marnie qui rompit le charme :

– 'jour m'ame Goodart. Ah oui, c'est vrai, z'avez rendez-vous !

– Et pas qu'un peu, ma poule !

Fais-moi une tête toute neuve.
Ce soir je bouffe des moules
Chez Toto, rue Sainte-Beuve.

Déguise-moi en Chinoise
Mangeuse de matelots
Ou bien en Iroquoise
Gratouilleuse de grelots.

Mais r'fais-moi donc la boule,
Que j'aie plus l'air d'êt' veuve :
Ce soir je bouffe des moules
Chez Toto rue Sainte-Beuve.

Ce n'était pas la première fois que Gabriel rencontrait Jeanne-Luce Goodart. Il la savait fantasque, mais à ce point poète…

Le petit salon de coiffure ne fut plus qu'un grand rire.

Le corps encore secoué des spasmes de son hilarité, le Poulpe s'était propulsé dans l'étroit escalier qui menait à l'appartement trois-pièces-cuisine de son amante.

Dans le salon-salle-à-manger, la table s'ornait encore du sapin miniature que Cheryl s'était offert à Noël. Posé verticalement contre le pot, un rectangle de bristol rose annonçait, calligraphié avec amour :

ATTENDS-MOI DANS LA CHAMBRE.
SI TU T'ENNUIES
DÉSHABILLE-TOI...

CE SOIR GRANDE SURPRISE !

Il était donc assis sur le pouf à zieuter la Pfeiffer quand il ressentit un picotement au tréfonds de ses narines. Un quart de seconde plus tard il explosa en un majestueux éternuement.

– Et merde ! Ça recommence.

Il inspecta le bouquin de Cheryl. Non, il ne l'avait pas salopé. Les symptômes annonciateurs d'un second éternuement se firent bientôt sentir. Il referma vivement le livre et le jeta sur le lit avant d'exploser à nouveau.

Il soupira, attendit un peu, soupira à nouveau puis plongea la main dans la vaste poche intérieure de son imper et en ressortit les *Apophtegmes lupuliniens.* Au moins, avec Mathias Canterel, il n'aurait pas le temps de s'ennuyer avant l'arrivée de sa Cheryl chérie.

Il ouvrit l'ouvrage.

Hasard objectif ?

Un titre au milieu d'une page attira son regard, juste un instant avant son troisième et agaçant éternuement.

Rapport de cause à effet ? Gabriel eût été tout

près de le croire s'il n'avait depuis longtemps forgé une hypothèse un peu plus plausible : très régulièrement, de telles crises l'assaillaient ici, dans cette chambre, et parfois même dans certains moments critiques, comme la fois où Cheryl avait accepté de jouer à la brouette de Luang Prabang à condition qu'il se revêtît du couvre-lit en fourrure synthétique rose. Il avait eu toutes les peines du monde à conduire la brouette, non seulement en raison du fou rire qui les avait pris tous les deux, mais surtout à cause de la tempête nasale qui s'était aussitôt déclarée et qui contrecarrait le va-et-vient qu'il tentait d'imprimer à son petit traître de pénis.

Par induction, Gabriel en avait donc après les matières synthétiques en général et le Lurex en particulier : la piaule en était pratiquement tapissée du sol au plafond, se donnant des allures de bonbonnière digne de la poupée Barbie.

Était-ce donc une simple coïncidence si le titre de l'apophtegme était *« POILS »*, et si le texte disait :

« La femme, l'homme, ça converge. »...?

Il en était là de ses considérations herméneutiques quand Cheryl fit irruption dans la chambre, splendide, échevelée.

– Pas encore tout nu, toi ?

Elle vint passer un petit coup de langue sur sa bouche puis repartit aussi sec en riant :

– Je reviens tout de suite ! Les stagiaires, en bas, sont en train de faire un truc complètement dingue à madame Goodart. Paraît que c'est elle qui leur a demandé, mais je tiens à rattraper le coup si jamais c'est vraiment trop naze.

– Est-ce que je peux téléph… ?

La porte de la chambre venait déjà de se refermer. Pour se rouvrir aussitôt.

– Si tu veux, mon chéri. Mais interdit d'aller dans la cuisine. T'as compris ? IN ! TER ! DIT !

La tornade repartie, le Poulpe fut rendu au silence de la chambrette. Il laissa errer son regard, au mur, sur l'immense poster contenant les formes généreuses et régénérantes de Norma Jean Baker posant à poil. À poil pour un calendrier… Et mois, et mois, émoi… Arrivé au gros orteil du pied gauche, il se dit qu'il était temps de passer un coup de fil à Pedro.

La sonnerie retentit trois fois. On décrocha. Non : c'était un répondeur. Aucune petite musique. La voix enregistrée de Pedro, sans fioritures.

Gabriel attendit le bip et s'annonça. Pedro lui répondit.

– Salut, le Poulpe !

– Alors, vieux chacal, tu te paies un répondeur, maintenant ?

– On me l'a prêté, alors j'en profite. Ça permet de tamiser les cons.

– De filtrer…

– Quoi ?

– De filtrer les cons…

– Ouais, *hijo*… Mais ce n'est pas pour m'emmerder avec des questions de sémantique que tu m'appelles, non ?

– Effectivement. C'est à propos des paperasses que j'ai laissées chez toi la dernière fois, dit prudemment Gabriel tout en pensant qu'on ne sait jamais, n'importe qui peut écouter n'importe qui aujourd'hui…

Pedro répondit par un silence. Il gambergeait. Puis :

– *Si senor*, yé mé soubiens... Tu étais tellement bourré au Sangre de Toros qué tou as tout oublié, même tes photos dé bacanças !

Gabriel attendit la fin du délire en pseudo-castillan.

Pedro avait compris.

– C'est ça, oui. Je voudrais les récupérer. Au fait, tu devais être encore plus pété que moi pour ne pas te souvenir que c'était à la *cerveza* que t'as essayé de me cuiter, et pas à la vinasse pour sangria...

– *Puta !...*

Et voilà, Pedro avait une fois de plus mordu à l'hameçon. Il ne fallait vraiment pas le pousser beaucoup pour le voir se mettre en ébullition, celui-là. Le Poulpe le coupa dans son élan.

– Et si tu pouvais aussi me trouver...

– D'accord, *compañero*, un bon... livre de poche, qui tienne bien dans la main... Tu repars en vacances ?

– Je m'en vais dans le Nord, profiter du beau temps. Tu peux m'avoir tout ça pour demain matin ? J'ai un train à prendre vers midi.

– Ça ira. Je dois justement faire un saut chez un pote au quartier latin.

– Disons onze heures à Notre-Dame ?

– Dévan oune église ?

– Non, *dans* une église. Avec le temps qu'il fait... Pas envie d'attraper la crève, moi !

– Bon, j'y serai. Mais vraiment, tou mé fais faire des soses...

– Pas très catholiques ?

– *Mierda* !

Le Poulpe s'esclaffa. Pedro raccrocha.

Cheryl arriva.

De plus en plus radieuse.

– Ça va, elles n'ont pas trop déconné. La mamie Goodart est repartie enthousiasmée. Je me demande si elle n'avait pas déjà commencé à arroser sa soirée moules-frites au muscadet... À ce propos, un p'tit verre ? J'ai le gosier à sec, ma p'tite seiche.

Gabriel la regarda d'un œil torve.

– Qu'est-ce qu'y a ? T'aimes pas que je t'appelle comme ça ? Moi je trouve que ça te va bien.

Elle s'approcha de lui et, l'entreprenant un peu au-dessous de la ceinture, elle continua à son oreille :... surtout que, même quand j'ai soif, quand je suis avec ma p'tite seiche, j'aurais plutôt tendance à ne pas l'être du tout, sèche... Et tiens, à propos de moules-frites..., wouaououh !

Cheryl se jeta sur Gabriel qui s'affala sur le lit.

Suivit un déshabillage approximatif au cours duquel Cheryl faillit déchirer le slip de son amant, elle-même préférant pour une fois garder sa jupe ainsi que sa culotte.

– Alors, ça te fait des petites choses, mon grand ?

– D'après toi ?

– Bah..., je dirais qu'en ce moment je tiens la cinquième raison qui fait qu'on peut dire que t'as pas volé ton surnom. Il te va comme un gant.

– Toi aussi...

– Moi quoi ?

– Tu me vas comme un gant ! Mais, dis-moi.

– Quoi ?

– Jure-moi.

– Quoi donc ?

– Jure-moi de ne plus jamais m'appeler ta « seiche ».

– Et pourquoi ?

– Je préfère vraiment être ton « poulpe ».

– Tu as peut-être raison : avec tous tes loôôngs tentacules qui riment si bien avec…

– Ben oui, quoi.

Gabriel la regarda fixement et, juste avant de se prendre une volée de baffes, il ajouta très vite :

– À la limite, j'veux bien qu'tu m'appelles ton p'tit « kraken », Cheryl…

* * *

Assis à table face au sapin, il lorgnait le verre de Saint-Landelin qu'il avait à la main.

– Elle est extra ! Et où tu l'as trouvée ?

– Rue de Charonne, je t'ai dit.

Cheryl s'affairait à la cuisine, préparant sa « surprise ».

– Mets-nous de la musique, tu veux ? Samedi passé, j'ai trouvé du Mingus. Un triple vinyl à l'état neuf, tu te rends compte ?

– Ah bon ? Où est-il ? fit Gabriel, dubitatif.

– Je crois l'avoir mis entre les Colette Magny et ceux d'Ornette Coleman… avec les autres Mingus, quoi.

Ébahi comme toujours par les connaissances jazzistiques de la jeune femme, Gabriel s'accroupit et tira à lui le trésor : *The Great Concert of Charles Mingus*, enregistré le 19 avril 64 au Théâtre des Champs-Elysées.

– Passe-nous la face B du deuxième disque,

Meditation for Integration. Tu verras, c'est super. Dolphy y est lumineux, ça monte parfois aussi haut que du Parker. Et puis ça dure vingt-sept minutes trente, juste le temps qu'il me faut pour préparer notre petit frichti d'amour…

* * *

– C'est prêt !

Au moment même où Dannie Richmond plaquait le dernier coup sur sa caisse claire, Cheryl rapportait un formidable faitout fumant qu'elle déposa au milieu de la table, à la place du sapin.

Gabriel en avait déjà remarqué l'odeur caractéristique. Mais il se disait qu'étrangement il n'arrivait pas à la caractériser.

Cheryl souleva le couvercle, laissant échapper le fumet à pleines volutes.

– De la bière ! Il y a de la bière là-dedans ! s'écria le Poulpe, triomphalement.

– Exact, poulpy. Mais encore ?

Gabriel se pencha vers le plat et perçut en son fond une masse grisâtre, indistincte et soulevée deci de-là, cahin-caha, de bouillonnements intermittents, style « Alerte au Blob ».

– Ah… et ça se mange avec quoi ?

– Avec du pain de seigle. Mais tu ne devines pas ce que c'est ?

– De la soupe ?

Cheryl tira la tronche.

Une demi-seconde pour se recomposer un masque à peu près normal.

– Ce sont des huîtres !… À la bière !…

Gabriel se tint coi.

– Quoi ?
– J'ai rien dit...
– Eh bah, continue !

Il mangea la moitié du plat. Cheryl y goûta à peine, prise d'une série de haut-le-cœur.

Heureusement, il y avait de la 1664 pour faire passer.

Dix minutes sans un mot.

– C'est dégueulasse !

– Ça va encore, répliqua-t-il, profil bas.

– C'est dégueulasse, je te dis. Et toi, t'es encore plus dégueulasse d'arriver à le bouffer !

– Mais...

– M'approche pas ! Elle brandissait sa fourchette.

Elle se leva, s'empara du faitout et en balança le contenu à la poubelle.

Gabriel crut l'entendre sangloter derrière lui. Il se retourna et vit que ses épaules tressautaient effectivement comme si elle pleurait.

Prêt à affronter les foudres de sa maîtresse, il fit mine de se lever afin de lui glisser quelques mots consolateurs. Cheryl se retourna, les larmes aux yeux, c'est vrai, mais sous l'effet du fou rire qu'elle tentait de contenir depuis tout à l'heure. Puis elle ouvrit les vannes, les sons sortant de sa bouche grande ouverte faisant quelque chose comme des ah, ah, ah dont elle vint asseoir les derniers soubresauts sur les genoux de Gabriel qui, comme eût dit Bergson, fut secoué de mouvements complices.

– Ça me rappelle la cantine à l'école, rue Saint-Bernard, tu te rappelles ?

– T'es vraiment un salaud.

Calmée, elle s'installa à califourchon sur les cuisses du Poulpe, retroussant haut sa jupe.

– On rebaise ?

– Attends, je finis ma bière. Une de ses mains empoigna son verre pendant que l'autre, en lacets lascifs, en épingles à cheveux, prenait la direction du col. Elle en fit trois tours malins avant de fondre dans la vallée pour y mener un cirque plus digne de Gilles Margaritis que glaciaire.

Cheryl n'en remarqua pas moins le bouquin de Canterel, posé négligemment sur une chaise, près de la table. Intriguée, elle le prit, l'ouvrit, y plongea le nez et inspira longuement alors que Gabriel venait, d'un pouce et d'un index experts, de faire sauter l'agrafe de son soutien-gorge.

– Hmm ! soupira Cheryl.

– Quoi ?

– Qu'on ne vienne pas me dire qu'un livre peut échapper à son odeur…

Un instant décontenancé, Gabriel laisser errer son regard par-delà l'épaule dénudée de sa cavalière. Arrêt sur image : de nouveau, là, dans la chambre, la queue du kangourou émergeait de la moquette. Suggestivement.

Sans plus pouvoir refouler les désirs qui lui venaient, le Poulpe approcha une bouche gourmande de la pointe du sein droit de Cheryl. Elle eut un léger sursaut.

– Attends… qu'est-ce que c'est que ce bouquin ?

Pour toute réponse, Gabriel darda une langue goulue sur la turgescence.

– Arrête ! Tu vas me faire jouir tout de suite !… Mais écoute donc, il est barjot ce type !

– Canterel ? suçota Gabriel.

– Oui… commença-t-elle à haleter. Écoute-moi ça, on dirait un morceau de pièce de théâtre :

***La mère de l'Aqueduc** : Avec ton cœur de pierre, mon fils, tu finiras viaduc !*

***L'Aqueduc** (en courroux) : Eh, mère ! J'aide l'âme en quête !…*

4 - Liénart ?

ÉGLISE – *Des aigles s'y enlisent.*
Michel Leiris

– *Do you speak english ?*

– *Oh yes, Liz Taylor is rich !* sourit-il anglaisement jusqu'aux molaires.

Le couple qui venait d'outre-Manche et de s'adresser au Poulpe sentit un instant ses quatre tempes caressées du vent léger de l'hébétude. Comme leur interlocuteur continuait de leur sourire d'une façon absolument niaise sans plus dire un mot, ils se fendirent à leur tour d'une risette débordante d'incisives genre Albion et ses falaises.

– *Oh, sorry, Sir... Thank you, Sir...*, s'esquivèrent-ils, s'arrêtant quelques mètres plus loin pour réitérer leur tentative d'accommodation linguistique auprès d'une sorte de bedeau allumeur de cierges. À voir leurs binettes, c'est le vent Paraclet qu'ils esgourdaient pour l'heure. Le sacristain, en bon Suisse, fourguait des accents pentécostaires dans l'anglo-saxon qu'il leur tricotait pour leur dire que (le Poulpe traduisait d'instinct) :

–… et le narthex ceci…, et la travée cela…, faites attention à la marche, et visez-moi la croisée du transept…

Gabriel n'écoutait plus. Il jeta un coup d'œil sur la montre dont il entourait parfois son poignet gauche. Considéra une fois de plus la superbe nef de la cathédrale.

Elle avait accueilli naguère le grand chœur mondial des pleureuses à l'enterrement, en léger différé, d'une vieille crapule passée en douceur du pétainisme à la social-démocratie. Gabriel se retourna : une porte venait de s'ouvrir. De se refermer.

Pedro. Arrivant vers lui, avec du Caïn dans la démarche.

– Alors, impressionné ? D'un mouvement circulaire, la main du Poulpe lui désigna l'intérieur de l'édifice sacré.

– Espèce de salaud ! Une fois mais pas deux. Le Catalan serra la louche du Poulpe en y mettant un peu plus de pression qu'il n'en fallait.

– C'est la première idée qui m'est venue, dit Gabriel en retirant sa pogne endolorie. Allez, viens par ici, qu'on soit un peu plus tranquilles.

La plupart des chaises de la chapelle latérale baignaient dans une ombre propice aux messes basses.

– Tu as ce qu'il me faut ? s'agenouilla Gabriel.

– Qu'est-ce que tu crois ? resta debout Pedro. Est-ce que je t'ai, rien qu'une fois, fait faux bond ?

– Non, non. Mais viens, mets-toi comme moi, ça fera moins suspect.

Le pourpre au front, le Catalan fit fonctionner ses

soupapes et s'agenouilla. Fouilla dans ses poches.

– Tiens, ta nouvelle identité.

Le Poulpe prit la carte que lui tendait son ami.

– Liénart ?

– *Si, amigo.* Je me suis dit que vu ta destination et notre lieu de rendez-vous, je ne pouvais pas faire mieux que te donner le nom d'un cardinal…

– Tiens donc, toussota Gabriel.

–… celui qui en avril 43 a refusé d'assister aux obsèques d'un de ses curés, à Dunkerque…

Yeux ronds du Poulpe, attendant la suite.

–… René Bonpain : il était de la Résistance, et il venait de se faire fusiller par les nazis, alors tu comprends…

Gabriel grogna et fixa Pedro

– Bon, c'est vrai que je me suis un peu foutu de toi en te faisant venir ici, mais t'es quand même cradingue… Catho pour catho, j'aurais préféré m'appeler, je sais pas, moi, Dru par exemple.

– C'était pas un type de Lyon, ça ?

– Si, un jeune gars de la JEC qui militait contre le STO…

– Et qui s'est fait abattre en juillet 44 place Bellecour ?

– Tout juste !

– Escousé-moi, mais au téléphone, tou m'abais fait cier, alors, donnant, donnant…

– Fessier ? Fait scier ?

– Débrouillé-toi abec comment tou l'écris…

– C'est ça, mais parle moins fort.

Pedro souffla.

– Tiens, et puis ça aussi. Tout neuf. Jamais servi…

Il jeta un coup d'œil circulaire, ouvrit son imper et passa une main sous son pull.

– Fais gaffe, il est très puissant.

Le pistolet, comme sculpté dans un bloc d'inox, accrochait le peu de lumière qui tombait grise et paresseuse des vitraux de la chapelle. Le Poulpe l'attrapa par le canon et ne prit que le temps de le soupeser avant de l'enfouir dans une poche intérieure.

– Un Taurus 85 S. Ça vient de sortir.

– *Gracias, compadre*. Tu me prépares la facture…

– Tou té fous dé moi ? Pedro avait crié, malgré lui. Quelques orants outrés s'étaient retournés.

Esquissant un signe de croix, le Poulpe fit part à Pedro de sa réflexion qu'il ne fallait pas trop moisir dans la maison du Seigneur.

– Surtout que question hospitalité, souligna Pedro à mi-voix et en hachant les mots, c'est pas toujours garanti !

Le Poulpe avait trois quarts d'heure devant lui avant le départ du train à la gare du Nord. Il décida de s'y rendre à pied. Il avait encore suffisamment de temps pour passer prendre ses bagages à la consigne et boire un demi.

Tout en avançant, réglant ses enjambées sur « automatique », il songea à la dernière remarque que Pedro lui avait lancée avant de filer à l'anglaise : « Doux hospice, l'Eglise ? »

5 - Cochons de pétainistes !

Travailler pour l'incertain, aller sur mer,
passer sur une planche.
Pascal

« Sortie et correspondances par le passage souterrain. » Voix nasillarde du haut-parleur. Hazebrouck. Les quais, le vent froid. La gare, presque déserte.

Gabriel la traversa et déboucha sur une petite place. Un Abribus, deux degrés au-dessus de zéro, trois taxis endormis. Dehors, au loin sur sa droite, un pignon de maison, apparemment un bistrot, s'ornait de l'immense disque rouge au pélican jaune sur fond blanc d'une publicité Pelforth.

Il se fit la remarque qu'alors là, on voyait tout de suite où on était.

Le troquet était un peu loin et, devant lui, il y en avait bien quatre ou cinq… Il entra dans celui juste en face.

Le cul sur la molesquine, il se décrassa le gosier avec une régionale, une Ch'ti ambrée. Chaque gorgée lui remontait jusqu'aux oreilles en mille petites bulles de bienvenue dans le Nord.

Quelques hôtels aux alentours de la gare, mais il avait envie de jeter un coup d'œil à la ville. À sa connaissance, la seule dont le nom avait servi à former un verbe. Ni Bordeaux ni Lourdes n'avaient eu cet honneur lexical. Y'avait bien se faire bordeler, se faire lourder, mais non, ça ne collait pas. Tandis que « se faire hazebroucker », ça d'accord. T'avais qu'à demander à ce juge, là…, merde, il ne se rappelait plus son nom. Il sortit.

Un vieil homme sur le même trottoir, emmitouflé dans plusieurs couches de velours et de laine.

– Pardon, monsieur, le centre, s'il vous plaît ?

– C'est par là, *veint'je*. T'es juste sur la route. Tout droit. Tu passes juste en dessous des arcades de l'hôtel de ville et puis voilà, t'es juste sur la place.

Le vent venait du Nord et le poussait dans le dos. Sous les arcades dont lui avait parlé le vieux, il fut littéralement projeté en avant par le courant d'air glacial qui semblait être un habitué des lieux.

Gabriel traversa la place, vaste parking, et s'engagea dans une rue piétonne. Il tourna, tourna encore, chahuté par la bise, passa près d'une église aux murs de briques rouges et ocres, lançant au ciel une flèche de pierre blanche. Encore quelques rues au hasard, expérience de psycho-géographie dont il avait l'intuition qu'elle lui livrerait au moins quelques fragments de la réalité profonde des lieux.

« Rue K. Dhein ». L'écriteau avait comme aimanté son regard. Ce nom lui disait vaguement quelque chose, mais quoi ?

Il s'engagea dans la rue bordée de maisonnettes toutes identiques, une rue pas bien longue : elle s'arrêtait au bout d'une cinquantaine de mètres, donnant sur un chemin qui la croisait à angle droit et qui menait à des jardins ouvriers.

Au bout, à droite, un café, ce qui eut le don de réjouir notre marcheur.

« Au Renard Volant » indiquait le panneau de bois polychrome qui surplombait l'entrée. Gabriel poussa l'huis, accueilli par une bouffée d'air chaud et une fabuleuse odeur de soupe.

Le bistrot était vide. Quelques tables à quatre pattes sur un vieux plancher. Des chaises dépareillées. Un comptoir en orme d'apparence plusieurs fois centenaire. Au mur, une horloge en forme de moine, support pour une publicité qui vantait une bière, la Het Kapittel, et des reproductions de tableaux, un Breughel, plusieurs Vermeer, mais aussi, plus rare, un Heinrich Kürz.

Il tira une chaise à lui et s'assit près du gros poêle à charbon dont le ronflement servait de basse continue au tic-tac monacal.

Un frottement de pas traînant vint se superposer au duo. Un court instant, Gabriel eut l'impression d'assister en direct à un concert de musique concrète ou à une émission du genre le Pays d'ici sur *France-Culture*.

Luxe, calme et volupté.

– Bonjour, monsieur, dit le taulier en apparaissant. La soixantaine bien tassée. Se raclant la gorge.

Le Poulpe lui rendit son salut.

– Dites, c'est bien une marque de bière, là-haut ? s'enquit-il en allongeant un index comac en direction de la pendule.

– Tout juste, monsieur. Et d'ailleurs, attendez quelques secondes : vous allez en avoir la preuve.

De la main, il désignait à son tour le moine en similibois, invitant Gabriel à être bien attentif.

À quinze heures précises, le moine, qui s'avéra dissimuler une mécanique bien plus complexe qu'une simple horloge, le moine donc sortit un de ses bras, caché dans les replis de sa robe de bure, le déplia et, sur les premières notes du *Pater noster*, présenta non pas un ciboire mais un magnifique bock miniature.

Sous le charme du carme, le Poulpe dit au patron que pour lui ce serait la même chose.

Dans un verre semblable au miniature mais en plus grand, il commença à déguster une Het Kapittel titrant ses huit degrés, brassée chez van Eecke, à Watou.

– Un petit village, de l'aut'côté de la frontière, juste après Steenvoorde. Bonne, hein ?

Gabriel opina du chef, léchant la mousse crémeuse qui adhérait tout autour de sa bouche.

– En effet, fameuse.

– Bah tiens, j'vais m'en prendre une petite moi aussi. C'est bientôt l'heure du goûter.

Le vieux disparut et revint aussitôt, armé de cinq canettes qu'il déposa dans un coin du comptoir. En décapsula une, se la servit quasiment sans faire de mousse – du grand art – et l'éclusa à longs traits.

Ce fut Gabriel qui rompit le silence mystique.

– Un coin tranquille, ici.

– Hein, ça ! Normal, c'est une impasse et on est tout au bout…

Le patron embraya séance tenante sur un historique de la rue et de ses habitants, la plupart ouvriers à la retraite, des Jardins ouvriers qui jouxtaient le bistrot, de leur inventeur, un certain abbé Lemire, du paternalisme en général et du chrétien en particulier, et de ces cochons de pétainistes qui, à leur triste époque, avaient fait fermer tous les troquets qu'ils jugeaient trop proches des Jardins. Par pur souci de la santé des ouvriers, qu'ils disaient…

– Cochons de pétainistes !...

Le patron vida son godet.

– Et voilà, mon gars. Tu reprends un coup ? C'est la maison qui offre.

– D'accord, mais je paie les deux premiers.

– Pas question ! Celui d'après si tu veux, mais pour l'instant, tout est pour moi. Et excuse-moi de te tutoyer, mais tu m'es sympathique, alors je peux pas trop m'en empêcher...

– Ça marche, fit le Poulpe, mais avec moi c'est la même chose. Au fait, je ne me suis pas présenté...

Le patron ne le laissa pas poursuivre. Il l'attrapa chaleureusement au bras :

– Moi c'est Roland. Ancien prolo dans une usine de ressorts, pas loin d'ici, viré comme un malpropre parce que j'avais le crabe – fumiers pourris d'patrons ! – et reconverti dans les bistrots. Roland Berny.

– Gabriel. Gabriel Liénart. Ancien catholique aujourd'hui libéré de ses obligations religieuses. Comme qui dirait parfois un peu journaliste. Là j'ai dégoté un reportage pour *le Pélerin*. En tout bien tout honneur, s'entend...

– Un reportage ?

– Sur les houblonnières des Flandres françaises.

– Eh bah tu parles d'un sujet ! Justement, j'allais te faire goûter un petit trésor très « houblon ». Fabriqué par un jeune type qui le cultive lui-même, son houblon, pas loin d'ici, à Bailleul. Roland se leva et se dirigea vers ce qui devait être la cave.

Gabriel s'étira. Tout ceci commençait à prendre une tournure sacrément bonnarde. Il ressentit soudain une torrentueuse envie de pisser.

Roland revenait avec un flacon de 75 cl de Hommelpap.

– Tiens, juste à température. Fraîche mais pas tr… Les toilettes ! C'est par là, dans la cour.

Niagara. Zambèze. Mississippi.

L'heure tournait, le ciel virait au bleu sombre, les premières étoiles s'y allumaient, vangoghement.

Une première gorgée de bière de houblon. Reposer verre.

– Non, allez Roland, c'est pour moi. Aussi bien, je ne peux pas trop traîner, je dois me trouver un hôtel, et par ici y'en a pas lerche. Faut que j'reparte vers la gare.

Roland ouvrit la bouche, la referma, se gratta-cric-crac-la-joue où affleurait une barbe de deux jours, plissa les paupières et :

– Si ça te dit, y'a la piaule de mon aîné qui est libre, au moins jusqu'à la fin du mois : il est étudiant à Lille. Je te la fais au noir. Ni vu ni connu. Et puis c'est propre, hein, tu me crois pas ? Tu veux voir ?

Roland s'était levé. Gabriel lui fit signe de se rasseoir.

– Non, non. Déconne pas. C'est vraiment gentil de ta part, mais…

– Y'a pas de « mais » ! Et si ça te dit, je te fais la pension ou la demie. Si, si, j'insiste. Et je pourrai même t'aider dans ton enquête. Tu verras, j'ai des rencards. Un sacré paquet de bons rencards… Et puis je t'avoue que depuis que Nicole, ma femme… Tu comprends, vraiment, je serais content… Allez, tiens, la piaule, je te la fais gratis.

Après avoir ajouté que pour ce soir il n'avait pas grand-chose à bouffer mais que quand même, s'il voulait, il pouvait partager la soupe avec lui et son deuxième fils, il insista encore pour lui montrer la chambre du premier.

Un poster du Che, la photo brelbrassensferré, une guitare sèche à laquelle il manquait une corde, un héron empaillé accroché au plafond par un fil de nylon, et des tas et des tas de bouquins. Sur le lit, un exemplaire de *l'Île au trésor*.

– Je te laisse, fit Roland. Si tu veux te débarbouiller, la salle de bains est là. On bouffe pas trop tard, vers sept heures et demie.

– D'accord. Je vais en profiter pour préparer mon article.

Gabriel s'assit sur le lit. Il lui fallait faire le point. Avec pas grand-chose pour l'instant. Vraiment, cette fois-ci, il s'était embarqué dans le truc les mains dans les poches. Peut-être un peu trop.

Tiens, à propos de poches… Roland descendait les dernières marches de l'escalier. Gabriel sortit le Taurus, l'examina, fit jouer le cran de sûreté. Enleva le chargeur, le remit en place. Pas fasciné. Plutôt une sorte de dégoût mêlé d'angoisse. Rien qu'à le voir, ce flingue, il éprouvait le sentiment glacial d'être face à un concentré de violence brute. Une saloperie qui, avant même d'avoir jamais servi, puait déjà le malheur et la mort. Il détestait les armes, elles lui filaient la trouille. Mais c'était ça ou aller carrément au casse-pipe. Et le Poulpe préférait quand même se prémunir contre les coups tordus des lâches et des salauds. Il rangea l'objet froid.

S'allongea sur le lit pour gamberger à l'aise. Trois des quatre murs de la chambre accueillaient un nombre considérable de livres. Un peu de tout : romans, essais et quelques bédés. Depuis *l'Invention de la politique* de Moses Finley à *Moon Palace* de Paul Auster en passant par un vieux numéro des *Aventures de Sylvain et Sylvette* : *« Compère Ours est mal en point »*. Il sursauta en croyant reconnaître non pas du Rilke, mais un exemplaire du *Merle* de Keelt…, non, il avait mal vu. Par contre, à côté des *Œuvres complètes* de Fourier, c'était bien un bon vieux *Locus Solus*. Il se sentit sourire, laissa divaguer ses pensées quelques instants puis sauta sur ses pieds : prendre l'air et trouver un téléphone.

Aucune cabine avant cinq cents mètres, à un coin de rue, presque en face de l'église de tout à l'heure. La flèche blanche était illuminée. Gabriel admira le résultat tout en se disant que ça devait coûter bonbon, une mise en lumière comme ça, et se demanda si c'était l'évêché qui raquait…

– Cheryl ? C'est moi.

– Ah, mon amour, mon p'tit bout, comment tu vas ? C'est bien, dans l'Arctique ?

– Pour le moment, c'est bien chaleureux.

– Tu sais quoi, mon biquet ?

– Raconte, chounette.

– Je m'ennuie déjà de toi. J'avais encore bien envie de jardiner, et sans toi c'est l'hiver… De jolies gonzesses dans les Flandres ?

– Pour l'instant, j'en ai pas vu bézef, pas vraiment eu le temps, faut dire. Je te dirai ça demain, si ça se trouve.

– Ouais, j'me fais pas d'mourron pour toi, ma caille, mon p'tit salaud…

Gabriel l'entendit inspirer fortement.

– Mmmmh, j'te sens encore…

– Ah ?

– Oui, et j't'imagine, tu me glisses des p'tites sottises à l'oreille et ta main sous ma jupe…

Le Poulpe sentit que ça réagissait quelque part en lui.

Franchement, celle-là…

– Et puis des caresses… Et un petit massage…, là…

– Un p'tit massage ?

– Oui, là… doucement, sous mes reins…

– Avec des caresses, dis-tu ?

– Moui…

– Et puis des sottises ?

– Moui, moui.

– Tiens donc…

– Quoi ? vas-y, j'ai une cliente qui vient d'arriver.

– Mon dernier mot, c'est sûr ?

– Oui, mon Nemo d'amour. Magne-toi, j'ai l'Nautilus en feu !

– Bon, ben, fit-il avant de raccrocher : « Sottises et caresses, mon ange, parent le massage sous tes reins… »

6 - Symptômes

– Vous faites de la littérature, dit-elle en en faisant elle-même.
– Quel genre de littérature ?
– Policière : les répliques du tac au tac, la bagnole, les coups de frime, vous n'existez pas, Etchenaïk. Pour que quelqu'un y croie, à ce que vous faites, il va falloir que vous l'écriviez. La réalité ne suffira pas, vous comprenez ?
Juan Sasturain, *Manuel des perdants.*

Le court bruit de ses pas ne se réverbérait que confusément sur les façades de l'impasse. Volets fermés, sons étouffés des télés, la rue s'endormait, laissant place à la nuit. Seuls deux gros yeux, comme d'un chat : deux lampadaires regardaient Gabriel, lui prodiguant chichement de quoi ne pas se heurter aux ombres.

Roland était plongé dans la lecture de *la Voix du Nord*. Il releva la tête.

– De la soupe et une omelette, ça te dit ? Il doit même me rester du fromage, un morceau de brie fermier…

– Je m'en régale déjà, opina le Poulpe en se frictionnant les mains auprès du feu grondant.

– Mon fils ne devrait pas tarder à rentrer. Il arrive avec un copain, pour bosser leurs maths. Ah celui-là, je te dis pas… Tout le contraire de l'aîné. Faut vraiment le pousser au cul pour qu'il s'y mette, au boulot.

Roland referma le journal qu'il ne parcourait plus que d'un œil distrait.

– Franchement pas grand-chose là-dedans aujourd'hui. Tu bois un petit coup ?

– Si c'est pour moi.

– Allons-y, Alonzo…

Le vieux se leva et revint avec deux bouteilles d'une forme assez particulière, que du premier coup d'œil le Poulpe reconnut pour contenir l'une de ses bières préférées : l'Orval, nom rimbaldien, amertume propice aux songes.

– Comme ça, c'est sur le houblon que tu vas faire un article ?

Le Poulpe acquiesça, déglutissant la première lampée.

– Et t'es pas au courant de ce qui s'est passé dans le coin ?

– Quoi donc ?

– Bah, le crime, tiens. Tout le monde en parle, et pas seulement ici : télé, radio, journaux, hier y z'ont pas arrêté.

– Ah oui, vaguement entendu parler. C'était quoi, déjà ?

– Dans la nuit de lundi à mardi, toute une famille, tout près d'ici. Zigouillés.

– Et alors ?

– Eh bien justement, ces gens étaient cultivateurs, et devine ce qu'ils cultivaient. J'te l'donne en mille…, du houblon, mon gars !

– Pas possible…

À cet instant précis, le moine-horloge retentit en un glorieux *Pater noster*. Avant que ne s'égrenassent les dernières notes de la séquence *adveniat regnum tuum*, les deux verres étaient vides et Roland était déjà parti-revenu quérir «une de derrière les fagots».

– De la Triple Gantoise, traduisit le patron en tendant l'une des bouteilles qu'il venait de ramener à la curiosité de Gabriel. Une Belge parfaite pour l'apéro !

Le Poulpe tenait la canette ventrue, zieutant l'étiquette, assez jolie sa foi, qui ornait la Gentse Tripel.

– Elle peut se garder plusieurs années, fit Roland. Elle refermente dans la bouteille et son goût évolue, comme qui dirait du vin, quoi. Allez, on va boire c'qu'elle donne.

Premier gorgeon. Somptueuse, y'avait pas à dire. Mais l'esprit de Gabriel était ailleurs, un peu :

– Vraiment extra... Tu disais, à propos de ce crime ? C'est que ça pourrait me donner des idées pour mon boulot...

Roland lui raconta. Gabriel n'apprit pas grand-chose de plus que ce qu'il savait déjà. Seulement, à la lumière de certains détails, quelques-uns de ses soupçons, encore bien vagues, commençaient à prendre des allures d'intuitions. L'affaire, déjà sacrément dégueulasse, cachait quelque chose de pire encore.

– On croirait pas, mais il s'en passe, par ici, hein ? Tiens, et cette sorte d'épidémie, depuis un moment...

Le Poulpe hocha la tête, interrogatif.

Roland regarda autour de lui, comme si des oreilles indiscrètes pouvaient traîner dans les parages et, baissant la voix, il prit la mine de quelqu'un qui venait de décider de partager un secret :

– Un truc vraiment bizarre, mais ça, les journaux n'en parlent pas..., va savoir pourquoi. C'est justement ça, leur silence, qui m'a mis la puce, tu comprends...

Roland s'agita sur sa chaise et s'approcha un peu plus de Gabriel.

– J'en ai entendu parler pour la première fois il y a quelques mois, vers la fin de l'été, à peu près à la rentrée des classes. J'avais pas fait gaffe, j'aurais même oublié, sans doute, mais quelqu'un d'autre m'en a parlé un peu plus tard et puis un autre encore une fois après. Et tu vois, avec toutes ces histoires de maintenant, genre sida, vaches folles et compagnie, je comprends pas que les journaux y z'en parlent pas... À moins qu'y z'aient pas encore fait les recoupements que moi j'ai faits. Tu sais, malgré les apparences, y'a pas mal de monde qui passe dans mon troquet. Ça me permet, à moi, d'être au courant de certaines choses encore plus vite que les flics.

– Mais c'est quoi, au juste, ton affaire ?

– Je t'ai dit : je crois bien qu'il y a une sorte d'épidémie qui s'est déclarée dans le coin..., mais pour l'instant, c'est comme si on essayait d'étouffer le coup.

– Qui ça « on » ?

– Aucune idée... Jusqu'à maintenant, à ma connaissance, ce truc n'a touché que des mecs, sauf pour un cas. D'après ce que j'ai compris, ce que les gens attrapent, c'est un machin du genre foudroyant. À peine une petite semaine entre les premiers symptômes et la mort du type. Au début, tout paraît normal sauf un détail : quand les types ferment les yeux, ils arrivent plus à se tenir debout, perte d'équilibre, ils chancellent et peuvent pas s'empêcher de tomber. Au bout d'une paire de jours, ils sont pris de vomissements, sans arrêt, et ils se paient des douleurs insoutenables dans les bras et les jambes. Paraît que c'est vachement dur à voir. À te foutre les jetons.

– Et les cas sont nombreux ? Gabriel s'aperçut

qu'il avait commencé à jouer nerveusement avec un carton à bière Motte-Cordonnier, dont les débris recouvraient peu à peu le coin de la table qu'il occupait.

– Y'en a moins que des accidents de travail ou des cancers, mais quand même, ça en fait bien sept ou huit qui y sont passés jusqu'à maintenant, en un peu plus de six mois. Et comme j't'ai dit, je crois bien que le dernier cas, c'était une jeune femme. Une caissière stagiaire à ce qu'on dit, dans un hypermarché, je ne sais plus trop lequel, faut dire qu'il y en a un sacré paquet à Hazebrouck…

– Une femme, et alors ?

– Et alors deux choses. Au début, chez les gens soi-disant informés, le bruit a couru que les gars avaient chopé cette saloperie en allant au bordel, à la frontière. Ouais, y'en a quelques-uns, les filles sont surtout des Asiatiques, ou alors elles viennent des pays de l'Est… Les gars donc se seraient fait refiler comme qui dirait une MST. Mais il y a le cas de cette fille qui fait bizarre dans le lot, on ne lui connaissait pas le moindre petit ami. Oh elle sortait, c'est sûr, comme les autres de son âge, mais ça colle pas vraiment avec le reste. Et puis avant elle, il y a eu un jeune gars, et là, ce qui s'est dit, c'est que par-derrière il y avait des histoires de drogue…

– Ouais…, fit Gabriel en ramassant les miettes de carton et en les déposant dans un cendrier, mais t'as des preuves de tout ça ? Faut avouer qu'à première vue, ça fait surtout beaucoup de confusion.

– Pas vraiment de preuves, non, mais je…

– Salut, p'pa !

– Salut fiston.

– Bonsoir, m'sieur !

– Ça va, Francis ?

Poignée de mains. Roland présenta Gabriel aux deux jeunes gens et réciproquement.

– C'est Jean-Poire, dit-il en entourant d'un bras ferme les épaules de son rejeton et en avançant légèrement le menton, comme s'il s'attendait – on ne sait jamais – à quelque remarque désobligeante.

– Comment ? fit naïvement Gabriel qui avait cru mal entendre.

– Jean-Poire, reprit le fils avec le même mouvement de menton que le père, mais en y mettant un peu plus de défi.

Gabriel resta interdit. Laisser venir, ne rien dire, ne pas accroître son propre embarras.

D'une simple explication, Roland dénoua la tension :

– C'est sa mère qui a voulu l'appeler comme ça. C'était une dingue d'histoire, elle lisait énormément. Un jour elle avait appris que, sous la Révolution française, on pouvait donner des noms de fruits et de légumes aux enfants, une sorte d'hommage rendu à la nature et à ceux qui la travaillaient. Elle avait trouvé cette idée fantastique... Y'a bien des filles aujourd'hui qui s'appellent Cerise ou Pomme, ou Clémentine...

– Et des mecs, intervint Francis, qui se nomment Artie Shaw, ou Harry Cover, alors pourquoi pas ?

– Euh oui, pourquoi pas ? fit Gabriel.

– Ce qui est con, reprit le vieux, c'est qu'à la mairie, ils ont rien voulu savoir. Tu parles d'une époque ! Jean-Poire s'est donc appelé Jean. Berny comme son père, bien sûr. Jusqu'à sa majorité, il y a trois semaines. Et maintenant nous faisons les démarches pour qu'il puisse récupérer son prénom d'origine, voilà. Mairie, préfecture et tout l'toutim. C'est lui qui décide, et c'est aussi un peu en mémoire de sa maman…

À cette évocation, Roland serra un peu plus fort les épaules du fiston et ne put s'empêcher d'avoir les larmes aux yeux.

– Et puis, fit le Poulpe, « Jean-Poire Berny », ça sonne pas mal du tout !

– Pour sûr ! ajouta Roland en retrouvant un large sourire. Allez, on va tout de suite bouffer, comme ça, les garçons, vous aurez du temps après pour vos maths.

Ils s'installèrent sur la plus grande table du bistrot.

Soupe fumante.

– Pommes de terre, oignons, poireaux, que du jardin, dit le patron en donnant un petit coup de tête du côté des Jardins ouvriers, vous allez vous régaler.

Gabriel s'en servit un plein bol.

– Y'a du pain, p'pa ?

– Ouais, à la cuisine, et ramène le frometon. Je l'ai acheté chez « Sais-pas ». C'est le surnom de l'épicier d'à côté, précisa-t-il à l'adresse de Gabriel. Il arrête pas de dire « sais pas »…

Jean-Poire se leva, eut un geste d'hésitation et fit mine de se diriger vers son cartable.

– Ah oui, y'a des mecs qui ont distribué un tract au bahut aujourd'hui. Ça parle de ce que j'te disais l'autre jour, p'pa. Tu sais, la maladie… Je l'ai pas encore bien lu, mais à première vue, c'est des salopards, ceux qui ont écrit ça. Ils profitent de la situation pour tenir des propos de fachos…

Le Poulpe tendit l'oreille, mais Roland déclara que le tract, ce serait pour le dessert : maintenant on allait bouffer, point-c'est-tout, et va chercher le pain et le brie.

Jean-Poire s'exécuta et revint aussitôt, les bras chargés et la mine assombrie.

– Y'avait plus de pain ?

– J'y suis allé un peu tard, et j'ai trouvé que ça. Ça fera bien l'affaire, fiston. C'est quand même du pain !

– Ouais bon, c'est seulement que j'aime pas trop les faluches. C'est souvent pas assez cuit et vachement fade.

Terminant son bol de soupe, Gabriel considéra les pains ronds et plats. Il fronça les sourcils et :

– Comment vous appelez ça ?

– Des « faluches », répondit Roland. Pourquoi ?

– Non, comme ça. C'est marrant, dans certaines régions, on dit des « fouaces »…, c'est même le nom du béret des chasseurs alpins…

– À l'pain ? sourit Francis.

– Eh oui, rigola Gabriel en plantant son couteau dans le morceau de brie.

Du fromage fermier s'exhalait un fumet de tous les diables.

– Avec ça, dit-il à Jean-Poire avec un clin d'œil, pas la peine que le pain ait du goût…

Il ouvrit une faluche en deux et la tartina gravement, consciencieusement.

Roland l'observait et renifla, approbateur :

– Le goût du brie de « Sais-pas » ne se révèle que beurré profusément sur les faces fades de la fouace.

7 - Mais qu'est-ce qu'on peut faire ?

Les étrangers, la foi du commerce et des traités, l'hospitalité, la paix, la souveraineté des peuples sont choses sacrées. La patrie d'un peuple libre est ouverte à tous les hommes de la terre.
Saint-Just, *Essai de Constitution*

–... à deux mains !

– Comment ?

– À deux mains, que je te les étranglerais..., salauds !

– Dis, Roland..., le Poulpe tenait le tract déplié. T'as déjà vu un papier de ce genre à Hazebrouck ?

– Une merde comme ça ? Jamais !

Gabriel se tourna vers les garçons :

– Un canular ?

Jean-Poire répondit par une moue négative.

– Franchement, je ne crois pas. Et toi, Francis ?

– Sûr que non. Les types qui distribuaient ça à midi, c'étaient des adultes. Ils étaient trois, l'un d'eux avait au moins quarante ans. Pas vraiment l'air de rigoler.

– Des skins ? demanda le Poulpe.

– Non, reprit Francis. Deux d'entre eux avaient les cheveux assez courts, mais le plus vieux les avait plutôt longs, tout gris. L'air bourge, propre sur lui. Le courant avait l'air de passer avec certains lycéens.

– Apparemment, c'est du sérieux. Gabriel reposa la feuille sur la table, la défroissant du plat de la main.

Sous leurs yeux s'étalait le texte provocateur :

> PESTE IMMIGRÉE
>
> *Flamands, défendons-nous !*
>
> Jusqu'à maintenant on savait que
>
> IMMIGRÉS = INSÉCURITÉ
CHÔMAGE
PROSTITUTION
DROGUE
>
> Aujourd'hui, la preuve est faite. Votre MÉDECIN lui-même, s'il n'est pas un menteur, vous le dira, preuves à l'appui :
>
> IMMIGRÉS = MALADIES !
>
> Région d'Hazebrouck : huit morts en six mois à cause des réseaux de prostitution et de drogue où l'on retrouve toujours la même racaille arabe, juive, africaine et asiatique !
>
> La POLICE, le GOUVERNEMENT savent tout de l'affaire.
>
> Informent-ils la population ? NON !
>
> Que font-ils pour enrayer l'épidémie qui risque de s'étendre ? RIEN !
>
> Pourquoi ? Parce qu'ils sont à la botte des étrangers !
>
> Flamands de France, tous ENSEMBLE POUR CRIER : IMMIGRÉS DEHORS !
>
> Prenons exemple sur nos frères Flamands de Belgique, et comme eux luttons.
>
> IMMIGRATION ZÉRO !
>
> TOUS DES CLANDESTINS !
>
> DEHORS LES RACES MALADES !
>
> C.H.R.-F.N. :
Comité d'Hygiène Régionale
– Flandre Nette.

– Ça me fait froid dans le dos, dit Roland. Ça me rappelle une putain d'époque…

Le Poulpe regarda les jeunes :

– Des histoires de racisme, ou des actes anti-immigrés dans le coin ?

– D'après ce que je sais, pas vraiment, répondit Francis.

– Moi, intervint Roland, je dis qu'à Hazebrouck c'est comme partout. D'un côté je vois pas pourquoi il y aurait moins de gens bien ici qu'ailleurs. Mais ça vaut aussi pour les salopards. Partout en France on a eu l'exemple depuis presque vingt ans, un exemple que l'Etat lui-même a montré, à gauche comme à droite. Et c'est pas de l'esbroufe du genre SOS-Racisme qui va changer les choses. Comment veux-tu que les lâches et les salauds n'aient pas les coudées franches aujourd'hui ? Comment veux-tu que l'extrême droite ne relève pas sa sale gueule ?…

– Mais alors, qu'est-ce qu'on peut faire ? s'écria Jean-Poire avec véhémence. On dirait qu'il y en a de plus en plus, des fumiers et des larves qui ne veulent rien voir, ou qui voient et qui applaudissent ! Putain, j'ai de plus en plus envie de me trouver un flingue et de tirer dans ce tas de porcs !

– Joue pas au con, fit Roland. C'est pas en rêvant tout debout ou en jouant de la Kalachnikov que tu vas changer quelque chose.

– Mais putain, merde ! Faut bien qu'on fasse quelque… !

– Calme-toi, je te dis. En tout cas, c'est pas ce soir qu'on pourra y faire quoi que ce soit. Mais faudra y penser, faudra y penser… Gabriel, une chope ? Et les garçons ?

Francis préférait un Coca et Jean-Poire de l'eau. Roland s'esquiva.

Francis se tourna vers le Poulpe :

– Pour en revenir à ce qu'on disait tout à l'heure, j'ai un bon copain, Mohamed, et… Enfin voilà, je ne l'ai pas vu de la journée, je lui ai téléphoné cet après-midi, un peu avant qu'on vienne ici. Il avait une drôle de voix. M'a d'abord répondu qu'il était malade, puis, après un instant d'hésitation, il m'a dit qu'il avait été agressé hier soir à la gare.

Il regarda Jean-Poire et continua :

– Il a ajouté qu'il avait des choses à me dire à propos de François…

– François… ? François Vandenbrouck ? questionna Roland qui venait de réapparaître avec les boissons.

– Oui, celui de Westpeene…

– Le fils aîné de la famille qui s'est fait assassiner, précisa Roland à Gabriel.

Le Poulpe porta à ses lèvres le verre de bière brune que le patron venait de lui verser. Très légèrement épicée, superbe.

– De la Zatte Bie, fit Roland. Elle vient d'une brasserie minuscule à quelques kilomètres, en Belgique. C'est pas de la stout, mais elle est quand même parfaite pour aller dormir.

Il leva son verre et en sécha la moitié. Le moine sonna neuf heures et demie.

– Dis-moi, fit Gabriel, tu ne saurais pas où je pourrais trouver une bagnole à louer ?

– T'emmerde pas avec ça. J'ai de quoi, je te file la mienne.

– Déconne pas. Tu en as besoin, et il m'en

faut une vingt-quatre heures sur vingt-quatre.

– Pas de pétard : j'en ai deux, des bagnoles. Tu comprends, avec ma femme, il le fallait. Elle en avait besoin pour aller à son boulot. J'avais pensé en revendre une, mais le fiston va bientôt passer son permis, alors, plutôt que de perdre du fric… C'est une vieille Audi. T'auras qu'à mettre du gas-oil dedans. Trois cent mille bornes passé, mais tu verras, elle roule encore extra. Allez, t'inquiète pas pour ça, je te dis…

Le poêle à charbon grondait toujours, réchauffant toute la maison. Dehors, il neigeait peut-être.

Les garçons, qui n'avaient rien foutu de la soirée, tenaient des conciliabules où ils se promettaient de se revoir pour travailler leurs maths.

Francis s'apprêtait à partir. Avant qu'il ne sortît, Gabriel le rencarda pour le lendemain, afin de discuter de François.

– Vraiment ça m'intrigue, cette histoire. Et comme en plus ça touche au houblon… À demain !

8 - Bandes magnétiques

Ultimi barbarorum
B. Spinoza

– Et la Flandre pourrait…

L'homme à la veste de cuir suspendit sa phrase. Il savait leur parler, ménager ses effets, les tenir par les mots et même par les silences. Il serrait les mâchoires à les rompre, faisant saillir les muscles de son cou.

–… retrouver enfin sa vraie place !

Ces derniers mots résonnèrent dans la grande salle de l'ancien presbytère comme un sifflement de reptile, électrisant la majeure partie de l'auditoire qui applaudit à brûle-mains.

L'orateur adressa un hochement de tête à peine perceptible à un homme au fond de la salle. Cheveux gris, mi-longs, une quarantaine d'années. L'homme actionna un magnétophone d'où sortirent les premières paroles d'un chant flamand. Vu l'assistance et la matière de la conférence, l'homme à la veste de cuir avait jugé préférable de ne pas faire passer quelque chose de trop ouvertement guerrier. Plutôt dans le culturel, bien plus consensuel, avec *Nee'w me gaen nuus vlaemsch nie laeten !* [1]

L'alibi fonctionnait à merveille. Il n'y avait qu'à voir la mine réjouie de ceux qui, nombreux, reprenaient maintenant en chœur le deuxième couplet :

Maer de joens, in de kerke en schoole
Leeren nu die'm franschmans zyn
Meugen me nu gen vlaemsch mee klappen ?
Moe wyder nu bastaers zyn ? [2]

Il y avait bien longtemps que le presbytère de Wattensvelde n'avait connu une telle ambiance. Ce n'était certes plus un curé qui y tenait maison, mais en ces instants de sentiments communautaires retrouvés, certains, parmi les plus anciens, auraient pu

(1) Nous n'abandonnerons pas notre flamand !
(2) Mais les enfants à l'église et à l'école
Apprennent maintenant que nous sommes français
Ne pouvons-nous plus parler flamand ?
Devons-nous maintenant devenir des bâtards ?

se croire revenus à la sainte époque de l'abbé Gantois, ce brave curé qui avait personnellement écrit à Hitler pour lui demander le «retour au Reich» de la Flandre française.

Un grand drapeau jaune frappé du lion noir recouvrait le mur derrière l'orateur et conférait à l'instant toute la solennité qu'il méritait.

Les dernières notes se turent. Quelques voix s'élevèrent encore, avec celle du conférencier, pour rappeler quelque chose comme un serment :

Wij zweren U, Vlaanderen, trouw, trouw der dood![1]

Les véritables flamingants ne manquaient donc pas dans l'assistance. Un court silence suivit, aussitôt remplacé par un brouhaha composé de bruits de chaises, de rires, d'exclamations. On se reconnaissait, on se serrait la main, on se congratulait avec force tapes dans le dos.

Certains, rares, s'étonnaient de la tournure qu'avait prise la conférence dont les invitations annonçaient simplement : *«Culture et mémoire de Flandres»*.

Mais ils n'en disaient mot. Personne, en fin de compte, pas même les quelques socialo-régionalo-écolos du cru, n'y trouvait vraiment à redire.

Des notables, des enseignants, quelques étudiants, un couple d'agriculteurs.

Et trois garçons, ni notables, ni enseignants, ni étudiants, ni agriculteurs ni en couple puisqu'ils étaient trois.

(1) Nous te jurons fidélité, ô Flandre, fidélité jusqu'à la mort!

Amis de l'orateur. L'homme du magnétophone. Les deux autres – noms de guerre : Clovis et Minus – derrière une table sur laquelle ils avaient disposé quelques publications, les unes culturelles, les autres aussi, mais moins.

Un vieillard s'était approché de l'homme à la veste-de-cuir et le félicitait pour la qualité remarquable de sa conférence. La voix cassée par l'âge, il ajouta, une étincelle dans le regard :

– Savez-vous que vous ressemblez étonnamment à un général allemand que j'ai rencontré durant la guerre ? L'un des plus jeunes généraux de la Wehrmacht, du grand style, de la tenue. Un homme d'ordre, de courtoisie, de culture…, et quelle sensibilité ! Ah, comme il savait parler de Mozart ! Je n'en ai peut-être plus pour très longtemps, jeune homme, mais savoir qu'il reste des gens de votre trempe, intelligents et énergiques qui se préoccupent de notre pauvre-bonne-belle-vieille Flandre…

Veste-de-cuir ne l'écoutait plus.

Le type aux cheveux gris était venu s'interposer, faisant semblant de lui glisser un message à l'oreille. L'occasion pour lui de se libérer du vieux.

– Je croyais que j'allais jamais pouvoir me dépêtrer de ce vieux con.

– Fais gaffe, l'Anglais, il pourrait t'entendre…

– Tu rigoles, il est sourd comme un pot… Alors, on n'a pas eu le temps d'en parler tout à l'heure qu'est-ce que ça a donné ?

– La diffusion du tract ? Impeccable. T'en fais pas, l'affaire est bien partie : ton texte est un vrai détonateur. Devant le lycée il y a déjà eu des bagarres…

– Vous étiez combien ?

– Nous trois seulement. On a dû écarter Viking et Goedendag. Ils n'ont pas pu s'empêcher de faire les cons avec un Arabe hier soir. Sur la passerelle, près de la gare, à Hazebrouck. Une autre fois, ça aurait passé, mais là, non. Certainement bourrés, surtout Goedendag, comme d'habitude. Devenus trop repérables pour un moment, d'autant que l'Arabe est justement lycéen.

Le conférencier prit un air pincé. Sa voix à nouveau siffla :

– Devant moi, ces deux connards, t'entends ? Devant moi. Demain dix-sept heures chez le toubib. Ces trous-du-cul risquent de tout faire foirer. C'est une leçon qu'il leur faut. Tu viens avec Minus et Clovis.

– Sans faute. Tout le monde sera là.

– C'est toi qui en répondras, Henri…

Le Henri se figea en un impeccable garde-à-vous.

– Pour l'instant, j'ai à faire, poursuivit l'Anglais. Occupe-toi de ranger la salle avec les deux autres.

L'homme à la veste de cuir sortit du presbytère. Il se foutait éperdument des quelques flocons qui se prenaient illusoirement pour des lucioles d'hiver. Il entra dans sa Jaguar, discrètement garée à une centaine de mètres du lieu de la conférence.

– Petit à petit, l'oiseau fait son nid. Un nid d'aigle. Un nid d'aigle…, se répéta-t-il en s'installant au volant.

Il s'apprêtait à passer un coup de fil au toubib,

mais il hésita et donna quartier libre quelques instants à ses idées, le temps de griller une Dunhill et de s'envoyer une lampée du Gordon's qui se trouvait toujours à portée de main, dans la boîte à gants.

Le garde-à-vous d'Henri fit remonter à sa conscience une kyrielle de souvenirs. Sa longue carrière… L'OAS, ses années pour les Britiches, d'où son surnom, Katanga, Biafra, sans oublier un chouia de Laos pour se faire des couilles en uranium à la frontière avec les GI's, et dernièrement encore, rebelote avec les Anglais pour distribution humanitaire d'armes au Rwanda.

La belle vie.

Maintenant, terminé de se battre pour les autres. Plus question de fric. Ce combat était le sien. Un très vieux compte à régler. Et le plat était froid…

Il s'envoya une quatrième rasade de gin et attrapa le portable.

– Allô, toubib ? C'est l'Anglais.

– Oui…, allô…

– Je te dérange, j'espère. Tu en as mis du temps, à décrocher…

Van Diksmuide repoussa la fille, quinze ans tout au plus, qui depuis plusieurs dizaines de minutes lui prodiguait une fellation supposée le mettre suffisamment en forme pour honorer le derrière de son épouse.

Il fit signe à celle-ci de baisser le son de la cassette des Bruits de la ferme, un truc qu'il avait fait enregistrer par un véto de ses amis. Des grognements et des cris stridents de cochons, surtout. Il s'était aperçu que ça pouvait avoir une action efficace sur ses glandes.

Sa femme s'était levée, déjà passablement ivre. Tout en titubant vers la chaîne nipponne, elle se prit le pied dans le tapis afghan et s'affala sur le fauteuil canadien qui lui tendait les bras. Le tout sans un mot, sans même un soupir.

– Attends deux secondes, fit le toubib au téléphone.

Il se leva, bousculant la jeune fille, elle aussi à moitié dans les vapes. Il éteignit la platine-cassette et alla se rasseoir, reprenant le combiné.

– C'est quoi, cette ménagerie ? commença l'Anglais, feignant l'incrédulité.

– Rien, rien, laisse tomber. Dis-moi plutôt pourquoi tu m'appelles à cette heure…

– C'est pour demain. Une petite réunion chez toi.

– Demain ?

– Dix-sept heures. Tu annules tous tes rendez-vous. Tu vires ta mouquère.

– Heu… d'accord. Au fait, comment ça a marché ta conf… ?

L'Anglais avait raccroché, van Diksmuide reluqua un instant, songeur, l'appareil qu'il avait à la main. Décidément, Jacky Dewiche, alias l'Anglais, ne serait jamais à prendre qu'avec des pincettes…

Son regard glissa vers la poitrine naissante de la jeune fille. Elle portait des traces de morsures : sa femme était une vraie dingue. Ça ne faisait que trois mois qu'ils avaient acheté cette Vietnamienne, et elle était déjà pas mal esquintée. Ils devraient faire gaffe s'ils voulaient la garder un peu, ou même la revendre.

La revendre : de ce côté-là, pas trop de difficultés.

Elle parlait un français impeccable – importation directe d'un lycée huppé de Hanoï – et les bordels de la frontière étaient très demandeurs. Et puis merde, se dit le toubib en se grattant le pubis, si elle était trop amochée, elle pourrait toujours finir dans une petite vidéo…

– Va chercher à bouffer. Sur la table, dans la cuisine. Et ramène à boire.

Quand Mei-Long revint, van Diksmuide était occupé avec le derrière de sa femme.

La jeune fille déposa le plateau de viandes froides et se laissa choir sur une chaise, regardant fixement le mur devant elle. Elle tremblait légèrement.

Madame van Diksmuide avait été entraînée dans la chute par son grand corps. Elle gisait tout entière en travers du fauteuil : au contact de l'un des bras, son estomac s'était violemment contracté, expulsant en un seul reflux tout son contenu sur le tapis de luxe.

La vue du tableau avait eu le don de raviver quelque peu les capacités du docteur qui commençait à montrer, c'était un rapide, une agitation désordonnée du côté du bassin. La cassette des Bruits de la ferme emplissait à nouveau la pièce de ses sonorités rurales.

Soudain, la bouche de van Diksmuide émit quelque chose comme un braiment en direction de Mei-Long :

– Mets du son, sale pute ! À fond !

Les deux fois quatre-vingts watts explosèrent, faisant trembler les murs de la vaste demeure bourgeoise.

Dès les premiers couinements, le praticien fut pris d'une brève convulsion et, dans un hululement qui arrivait presque à couvrir l'enfer de la bande magnétique, il se vida, à petits traits, collé à la large croupe, dans le fondement tiède et habitué de Madame.

Mais trop vite, encore une fois trop vite.

Mécontent de sa prestation, il se releva et éteignit la stéréo gueulante d'un geste rageur. Se ravisant, il ralluma, sortit la cassette agreste et la remplaça par du Wagner, une compil de ses ouvertures. Il revint vers le centre de la pièce, se pressant le sexe entre deux doigts boudinés, s'essuya la main au passage dans la robe de son épouse abandonnée en début de soirée sur un dossier de chaise et se laissa tomber sur le canapé, non loin des victuailles.

– Tout à l'heure ce sera ton tour, adressa-t-il à la jeune fille. Regarde-moi quand je te parle !

Mei-Long se retourna.

– Viens ici !

Elle s'approcha du gros qui la contraignit à s'asseoir près de lui. Il tenait à nouveau la seringue qu'il avait utilisée quelques heures auparavant. Il lui broyait la main.

Mei-Long ne sentait rien.

Il lui injecta ce qui restait de produit. Avant que l'effet ne se fît sentir, dans un bref moment de lucidité, Mei-Long se dit qu'avant peu, elle aurait fini de souffrir.

Van Diksmuide la repoussa. Il pointait l'index vers le plat de viandes.

– Saucisson !

La fille lui en apporta, somnambulique. Il renifla, avala, rota.

– Et là..., f..., flanc de poulet !...

9 - A – ta – xie

C'est Claudel qui m'a ouvert à Dieu.
Bernanos, *Bonnes Feuilles*

C'est en lisant Bernanos que je suis devenu athée.
Jean-Paul Nœud, *Encyclique et des claques*

Que sont devenus Adam et Tannery ?
B. La Haye, *Discours du Nématode*

– Eh, Vlad ! Y'a quelqu'un qui t'appelle !

L'aide-cuisinier roumain chiffonna les sourcils, accentuant la broussaille de son regard.

Le patron du Pied de Porc à la Sainte-Scolasse tenait négligemment le combiné.

– J'te dis que c'est pour toi !

Vlad hésitait encore, incrédule. Personne ne lui téléphonait jamais, en tout cas jamais ici, au restaurant.

Cessant de faire des mystères, Gérard lui annonça que c'était Gabriel qui était au bout du fil et magne-toi, j'vais pas attendre cent sept ans.

Vlad s'empara du bigo.

– Oui ?

– Salut, Vlad, c'est Gabriel. Dis-moi, j'ai un petit truc à te demander, si toutefois c'est dans tes cordes…

Vlad l'écouta sans l'interrompre.

– Ça te dit quelque chose ?

– Pas précisément… C'est vrai que la médecine ne m'est pas tout à fait étrangère… Il s'arrêta, fixa un Gérard qui, à son goût, était un peu trop attentif à ce qu'il disait.

Le patron haussa les épaules et, refoulant à regret sa curiosité, alla servir un client qui s'impatientait.

Vlad en profita pour reprendre, en baissant la voix :

– Ça fait plus de vingt ans, maintenant… Je ne peux donc pas te renseigner correctement, c'est trop loin, trop confus. Tout ce que je peux te dire, c'est que ça ressemble à de l'ataxie…

– À quoi ?

– A-ta-xie. C'est le nom du symptôme. Parfois lié à la syphilis… Mais si j'ai bien compris, tu te trouves dans le Nord, non ?

– À Hazebrouck, précisément.

– J'ai une amie, une ancienne connaissance qui, si elle n'a pas déménagé, pratique pas loin du coin où tu es. Elle est psy…

– Psychologue ?

– Non, psychiatre. Elle dirige un service dans un CHS, mais je n'ai pas en tête ses coordonnées exactes. En tout cas, elle pourrait t'aider. Écoute, je te propose de me repasser un coup de fil au début de l'après-midi. J'aurai eu le temps de retrouver son adresse. Je peux toujours te donner son nom…

– Vas-y.

– Attends… Ève…, oui, c'est ça, Ève Ladihakel.

Le Poulpe lui demanda d'épeler et en prit note mentalement. Il sortit de la cabine et grimpa dans la vieille Audi.

Plutôt que de retourner au Renard volant – l'heure de l'apéro qu'il avait promis à Roland de ne pas rater était encore loin – il traversa la ville.

S'arrêta dans une station pour faire le plein, en profita pour jeter un coup d'œil sur une carte routière «*Bienvenue au Westhoek*» offerte à partir de vingt litres, c'était ça ou «cinq points» ou «un-verre-à-whisky-Arcopal-c'est-pas-loin-d'ici-qu'on-les-fabrique».

Il prit la direction de Saint-Omer. Dans quelques kilomètres il aurait à bifurquer sur la droite. Envie d'aller fourrer son nez à Westpeene, le «village tragique». On ne sait jamais, il avait comme dans l'idée que là-bas ça…

Tout en roulant, il se répétait machinalement le nom de la psy et se demandait où il avait déjà bien pu l'entendre. Ève Ladihakel, Ève Ladihakel…

En rétrogradant pour amorcer un virage assez sec, il effleura le coin du bouquin de Canterel qui dépassait de sa poche, et ce fut le déclic.

Il se souvint et sourit bêtement : le premier apophtegme de l'avant-dernière page parlait de celle qui, selon les Saintes Ecritures, est notre mère à tous. Elle y engueulait apparemment un de ses fils qui collait d'un peu trop près son frangin. Ça disait :

«Ève l'a dit : "Ah! Que l'Caïn quitte Abel!"»

10 - Du houblon et des témoins

Nous sommes et nous ne sommes pas.
Héraclite, *Fragment* B 49a

Le hameau : Westpeene.

Il étirait sa dizaine de maisons et ses quelques vieilles fermes le long d'une petite route qui serpentait, mélancolique, au flanc d'une butte, entre des prés et des champs. Là-bas, gris dans la grisaille et fermant l'horizon, le mont Cassel faisait le gros dos sous le crachin glacé.

Ici et là, d'étranges constructions quadrillaient quelques dizaines d'ares d'une terre sombre. Hauts poteaux de bois noir, verticaux ou obliques, tricotant le brouillard, milliers de lances qu'un titanesque Quichotte aurait laissées là, plantées dans le sol, énigmatiquement, sous le regard ancien des trois ou quatre moulins qui brassaient encore les éternels vents du Nord.

Gabriel se sentait une âme de février. Heureusement, il y avait les gens.

– Oh oui, ça fait bien cinq-six mètres de haut. Et tenez, regardez, c'est juste ici qu'on l'a retrouvé.

Michel Zwartekop indiquait un espace, entre deux rangées de poteaux. Ils avaient décidé de ne pas s'aventurer dans la houblonnière dont le sol était détrempé. Sur la route, des ruisseaux se formaient. De grosses gouttes traversaient l'air brumeux, provenant de hauteurs improbables.

– Et les filins ? fit le Poulpe.

– Ça, c'est fait pour retenir le tout, et en même temps, à partir du mois de mai, le houblon commence à s'y enrouler. Et puis il grimpe, il grimpe jusqu'au sommet. En été, ça fait comme une forêt. C'est beau, vous savez…

– Oui, mais vous dites qu'on a retrouvé Pierre Vandenbrouck pendu à un de ces filins…, c'est si solide que ça ?

– Oh, vous savez, Pit' n'était pas bien gros, surtout depuis son cancer. Il en avait guéri, mais il ne s'était pas vraiment remplumé. Cinquante, cinquante-cinq kilos, pas plus. Alors vous savez, les filins, c'est bien assez costaud… Et puis, son câble d'acier n'était pas accroché au milieu de la travée, mais plus sur le côté. On avait pris soin de l'attacher près de l'extrémité de ce poteau oblique.

– « On » ?…

– Ben oui, Pit' n'a jamais pu faire ça tout seul.

– Quelqu'un de sa famille ?

– Certainement pas ! éclata Zwartekop, y sont tous morts avant lui, les pauvres. Et lui, je l'ai su par les gendarmes, il était complètement bourré d'alcool. Même sans être pendu il serait mort. C'est certainement pas avec c'qu'il avait dans le sang qu'il aurait pu faire ça. Non, rien à voir avec un suicide… Mais venez, on va attraper la crève ici.

Ils remontèrent dans l'Audi et s'arrêtèrent au bistrot, chez Corteschaeve.

Robert était à sa fenêtre, lorgnant à travers les rideaux qui ça pouvait bien être qui arrivait. Il fut surpris de voir descendre de la bagnole inconnue son copain Michel, avec un grand type, tout en bras et en jambes. Ils étaient trempés.

– Entrez vite, nom de dieu, fit-il d'un mouvement giratoire de la main à travers le carreau.

– Monsieur Gabriel Liénart, dit Zwartekop en désignant l'échalas à Robert. Monsieur Liénart est journaliste.

– À la télé ?

– Mais non, il est journaliste, je te dis. Dans un journal, quoi…

– *La Voix du Nord* ?

– Non…, enfin je ne sais pas… Il se retourna, questionnant du regard le soi-disant Liénart. Mais Corteschaeve enchaîna, laissant pointer la méfiance :

– *Le Délateur ? Le Dénonciateur ? Le Mouchard ? L'Inform...*

– Je t'ai dit qu'il était journaliste, pas pisse-copie pour un torche-cul ! Et, se tournant vers Gabriel : Il en a après une feuille de chou locale… Une vieille histoire qui a concerné sa famille et qu'il n'a toujours pas digérée… Excusez-le.

– Pas grave. Je travaille à un reportage pour *le Pèlerin*, sur le houblon, mais incidemment je m'intéresse aussi à ce qui s'est passé ici. Je trouve ça comme qui dirait… bizarre.

– Eh bah, y'a pas que vous ! Allez, mettez-vous près du feu, ça va vous réchauffer un peu. Et attendez, je vous ramène de quoi vous réchauffer complètement.

Trois canettes décapsulées sur la table.

– La Vichtenaar, ça c'est d'la brune ! Brasserie Verhaeghe à Vichte, près de Courtrai.

Elle était presque aussi glacée que la pluie, dehors, mais elle valait qu'on se mouillât.

– J'en connais deux des comme ça, reprit Corteschaeve en claquant la langue contre son palais : la Rodenbach et la Ypra. Elles sont bonnes, surtout la première, mais celle-ci, qu'est-ce que vous en pensez ?

– Elle est spéciale…

Les deux autres attendirent, cessant de boire.

–… une petite aigreur…

Robert et Michel faillirent reposer leurs chopes.

Le Poulpe se renvoya un gorgeon.

–… vraiment, non…

Les acolytes westpeeniens se regardèrent, leurs trognes commençant à s'allonger vers leur point d'ébahissement.

Une troisième lichette, la chopine était sèche.

–… je n'en ai que rarement rencontré de cette classe !

Les contenus des verres des deux autochtones ne gloupèrent qu'un coup, Robert bondit façon Ariane 5, s'effaça pour aussitôt se réinscrire dans le champ de vision de Gabriel avec trois petites sœurs des trois premières.

– Je sais bien que la frontière est toute proche, s'étonna un peu le Poulpe, mais c'est quand même marrant, toutes ces bières belges par ici !

– Oh pour ça, vous savez, on a aussi de la française, et qui tient sacrément la route, hein Robert ! Tiens, avant-hier, on se goûtait une bière de Mars de la brasserie des Trois-Monts, ici à côté, à Saint-Sylvestre-Cappel, eh bien j'vous l'dis tout net : elle vaut pour sûr les meilleures belges. N'empêche, vous voyez, avec la bière, nous, ça fait longtemps qu'on a fait l'Europe ! Ah, ah ! Et même le monde ! Pas vrai, Corteschaeve ?

– Si, si, renchérit le taulier. On n'a pas attendu toute cette bande de mes-couilles de technocrates avec leur tout-économique et leur mondialisme à la con pour vivre sans frontières. Y'a qu'a d'mander aux anciens douaniers, tiens !

– Bon, intervint Zwartekop, monsieur Liénart est ici pour des renseignements sur ce que tu sais, pour les Vandenbrouck.

Non, personne ne leur connaissait d'ennemis.

Non, pas de suicide, ça c'était sûr et certain.

Non, rien n'avait été volé dans la ferme.

Des détails sur la découverte des corps. Des faiblesses dans la voix du patron :

– On les enterre lundi matin. Ça fait tard, mais avec les autopsies… Paraît qu'il y aura plein de gosses du lycée, des copains à François.

– Franchement, fit Michel Zwartekop, moi j'me d'mande qui c'est qui a bien pu faire ça. Si ça tombe, c'est un fou, hein ? C'est encore possible, ça.

– Moi j'te dis qu'ils étaient forcément plusieurs, affirma Corteschaeve. Pas vrai qu'un homme tout seul, il a pu faire ce carnage. J'ai laissé traîner un peu mes oreilles et j'ai bien cru entendre les gendarmes de Cassel parler de deux fusils, et pas seulement de celui de Pit'.

– Deux fusils ? dit Gabriel.

– Ouais, tous les deux nourris au 12, mais les impacts et les plombs retrouvés montrent que ça n'était pas le même genre de cartouches. Or toutes les douilles qu'on a retrouvées sont du même type, et puis les gendarmes ont fait le compte, et y disent qu'il en manque…

– Comment savez-vous cela? demanda le Poulpe, quelque peu étonné de la précision des renseignements.

– J'ai surpris une de leurs conversations, ici-même, ce matin. Ils avaient enlevé le képi et je les ai laissés se réchauffer avec un petit genièvre. J'avais à faire à la cave, et c'est en remontant que je les ai entendus.

– Eh bah dis donc! et ça t'aurait arraché l'dentier de m'en parler à moi, quand je suis venu tout à l'heure? fit Zwartekop, rubicond.

– Secret de l'instruction, des limites que j'hésite parfois à franchir, goguenarda le patron.

– Et vous n'avez rien appris d'autre? intervint Gabriel.

– Ben non, vraiment rien d'autre… Allez, encore une 'tite bière?

Gabriel insista pour payer la tournée mais ne reprit rien :

– Encore de la route à faire.

Il trinqua quand même avec le fond de son verre.

– Et si vous alliez voir Marieke, celle qui les a découverts? Michel s'était levé et dirigé vers la fenêtre. Elle doit être chez elle, je vois son vélo contre le mur, à côté de la porte…

Marieke accueillit à bras ouverts le «journaliste du *Pèlerin*». Elle n'en savait pas beaucoup plus que les autres. Mais elle connaissait bien la famille, comme qui dirait de l'intérieur, puisqu'elle avait soigné l'aîné, François, quand il était tout petit, pendant que sa mère était partie se faire opérer à la cité hospitalière, à Lille.

– Elle avait fait un début d'infractusse, et quand elle est revenue, j'ai continué à m'occuper du petit pendant quelque temps parce que sa maman elle était vite fatiguée.

La femme poursuivait, ponctuant son discours de gros soupirs, et parfois des rougeurs aux yeux en disaient long sur son accablement. Elle insista pour faire du café et pour ouvrir une boîte en fer pleine de spéculoos.

– Il est encore loin d'être midi, et puis c'est si bon, ces gâteaux à la cassonade. Je les fais moi-même, hein. François et son petit frère y les aimaient si bien… Rien que des bonnes choses dedans.

Gabriel en accepta un, le goûta et se dit qu'il devait se méfier de la mère Marieke s'il voulait se garder un peu d'appétit pour le midi après l'apéro : au même moment, Roland devait être en train de lui mijoter un «coq à la bière qu'il lui en dirait des nouvelles»…

Il en prit un deuxième, le trempant dans le café fumant, comme le lui montrait la femme.

– De la cannelle, commença Gabriel, et du gingembre…

– Mais aussi, dit Marieke dont le visage s'illumina devant un tel connaisseur, mais ne le dites à personne, un tout petit peu de poivre blanc, mais vraiment rien qu'un tout petit peu…

– Succulents !

Marieke se dit qu'elle n'avait entendu ce mot qu'une seule fois : c'était à la télévision, dans une émission de Raymond Oliver. L'entendre à nouveau ici, dans *sa* maison, à propos de *ses* gâteaux et dans la bouche d'un journaliste *chrétien*, c'était, mêlé à sa fierté, un instant de bonheur intense qui apportait un peu d'apaisement à sa douleur.

Mais la tristesse revint vite embuer son regard.

– Vous savez, d'habitude, je me méfie des journalistes, mais puisque vous êtes du *Pèlerin*, à vous je peux bien vous dire quelque chose que j'ai dit à personne, même pas aux gendarmes. Faut dire qu'ils ne m'ont pas posé de questions là-dessus, alors…

Gabriel finit sa tasse de café et la reposa précautionneusement, sans faire le moindre bruit, sur la toile cirée.

– C'est à propos de François… Elle fit le signe de la croix. Depuis quelque temps – ça fait même pas un an – il avait des accrochages avec son père. Et ça a empiré il y a quelques mois, je me souviens, pendant les vacances de la Toussaint. Ce jour-là, j'étais à la ferme pour aider un peu Jeanine dans son ménage. Elle était au début du septième mois et ils avaient dû lui faire un cerclage parce qu'elle risquait d'accoucher avant terme… À un moment, Pit' – Pit' c'est son père à François, enfin c'était… – Pit' et son garçon ont commencé à avoir des mots, je ne sais plus pourquoi, puis ils se sont vraiment engueulés. Je me suis même mise entre les deux de peur qu'ils en viennent aux mains. Faut dire qu'ils étaient remontés comme jamais ! François est parti en claquant les portes et en criant que personne voulait le comprendre dans cette baraque…

Le regard dans le vague, Marieke suspendit

quelques secondes son récit, comme si tout à coup une idée s'imposait à elle, une idée qui devait lui trotter dans la tête depuis assez longtemps, mais à laquelle elle n'avait jamais vraiment fait attention.

– Ouais, ça y est, je me souviens quand tout ça a commencé pour de bon. Ça remonte à l'accident de Virginie, cette pauvre gamine. La petite amie de François. Ils avaient fait connaissance pendant l'été, ils étaient tous les deux moniteurs au centre aéré de Sainte-Marie-Cappel. Tout allait bien entre eux, et cette pauvre fille qui se fait renverser par un chauffard à la descente du bus en rentrant du lycée. On n'a jamais retrouvé le chauffard... C'est là que ça a commencé à aller mal pour François. Petit à petit il s'est replié sur lui-même, il est devenu nerveux, agressif. On peut le comprendre. Tuée sur le coup, Virginie.

Marieke s'arrêta de nouveau, se gratta le front.

– Si je vous dis tout ça, c'est que justement, le jour de l'engueulade avec son père, quand il est parti en claquant les portes, je l'ai revu, quelques heures après. Il est venu ici..., vous savez, j'ai jamais eu d'enfant, alors je l'ai toujours un peu considéré comme mon fils... Ici, pour lui, c'était sa deuxième maison. Il m'appelait «manman Marie»...

Son menton tremblait, elle s'arrêta encore. Gabriel ne put s'empêcher de ressentir lui-même des picotements aux yeux et comme une boule dans la gorge.

Elle inspira un grand coup avant de poursuivre.

– Pauvre petit «pout'je»... Il m'a dit des choses qu'aujourd'hui encore j'ose pas vraiment croire. À propos justement de Virginie. Elle aussi elle avait vécu de très mauvais moments avec ses parents. Même en bien pire que François. Elle vivait avec sa mère et son beau-père, et lui, il avait réussi à la faire mettre dehors de sa maison en persuadant sa mère qu'elle avait de «drôles de manières» avec lui. En vrai, c'était le contraire qui se passait. Il avait même eu des gestes déplacés... En tout cas, la mère avait préféré croire ce triste bonhomme, et Virginie avait été foutue à la porte de chez elle. C'était bien avant que François la rencontre. La pauvre, elle avait traîné les rues pendant quelques jours en se faisant héberger à la sauvette chez des copines, et puis elle était allée dans un foyer, à Hazebrouck. Mais là, on ne vous accueille que pour dormir. Pour manger, il faut se débrouiller. Et vous savez comment ça se passe, des fois... Un type, je crois bien me souvenir que François m'avait dit que c'était le chef du personnel d'une grosse boîte de la région, ce type donc lui avait proposé de l'aider, moyennant qu'elle coucherait avec lui. Pour la malheureuse, ça a été le début de la fin : elle s'est prostituée comme ça pendant plusieurs mois, avant de connaître François. Avec des hommes de passage, mais aussi des gens du coin. Et d'après François, c'est ça qui aurait peut-être bien été la cause de l'accident. Quand je lui ai demandé pourquoi il n'avait pas dit tout ça aux gendarmes pendant l'enquête, il m'a répondu qu'il avait eu peur. Je me souviens : «Si j'avais fait ça, il a dit, j'aurais été grillé, par les flics mais aussi par les autres.»

– Par les autres ? fit le Poulpe. Il ne vous a pas dit qui ?

– Non, il a seulement dit «les autres»... Je pense

que Virginie s'est encore prostituée, à l'occasion, après leur rencontre, et quc François ne s'y était pas totalement opposé, jusqu'au jour où il a découvert qu'elle ne travaillait pas à son compte et qu'il a soupçonné qu'on la forçait à se droguer… Il me l'a pas dit comme ça, mais c'est ce que j'ai compris.

– Et encore une fois, vous non plus n'avez rien dit de tout cela à la police ? Ils ne vous ont pas questionnée à propos de François ?

– Si, mais sur des choses pas importantes. Ils avaient l'air plus intéressés par son père, je sais pas trop pourquoi, des questions de politique, je crois. Mais là-dessus, je sais pas quoi vous dire…, et puis j'avais pas vraiment envie de parler de François à des gens que je ne connaissais pas. Pas confiance. Déjà qu'il était mort, si en plus ils se mettaient à salir sa mémoire, ça je ne peux pas l'accepter…

Elle s'interrompit.

– Pauvre gamin, et dire qu'il était si malade ces jours-ci. Il avait toujours comme des étourdissements, il n'arrivait plus à se tenir debout. Dimanche après-midi, il n'avait pas arrêté de vomir… Comme une forte grippe. Il ne voulait même pas voir le médecin.

Marieke soupira et se tut. Elle ne lui en dirait pas plus. Pas maintenant en tout cas.

En effet, elle ajouta, comme pour clore son récit :

– Eh oui, une sale époque pour la jeunesse !… Mais je parle, je parle, et je vous ai même pas resservi. Un autre *teuch' kaffé* ?… Oh, excusez-moi, l'habitude… Une autre goutte de café ?

– Volontiers, il est excellent.

Il en avait appris beaucoup plus qu'il ne l'espérait en venant ici et il lui fallait rejoindre Hazebrouck pour retrouver Francis. Il but le contenu de la tasse puis se leva pour prendre congé.

– Enfin, souffla Marieke, ça fait quand même du bien d'avoir pu parler à quelqu'un. Sinon, la peine elle resterait trop en dedans. On dit parfois que le malheur ça rend les gens plus forts, mais là, croyez-moi, c'est vraiment un sale coup... De la mauvaise peine...

11 - Vous savez très bien de quoi je veux parler...

Si jamais – et pareille occurrence est furieusement possible – si jamais l'on allait accuser l'auteur de ce bref mais instructif poème d'écrire des inepties, cette accusation, j'en suis convaincu, serait fondée sur le vers : « Et puis l'on confondait gouvernail et beaupré. »

Lewis Carroll, *La Chasse au snark*, Préface

– Pas plus de sel que là, Francis !

Francis tirait une moue dégoûtée.

Édouard Millepreute, ancien époux légitime, athée depuis l'enfance et donc seul maître à bord du rade dénommé « Au Tilleul » sis à l'un des coins de la rue Verlyck, faisait semblant de mordre à l'hameçon forgé par les ados et en rajoutait dans les gestes de dénégation. Il désignait la portion de Momo :

– J'ai mis kif-kif dans les deux ! Et puis merde, onze du mat, c'est pas une heure pour manger des frites et me forcer à mettre en route mon huile ! Vous ne bouffez donc rien le matin ?... Bonjour, monsieur.

Le Poulpe venait d'entrer et considérait Francis, face hilare, attablé avec un copain. Il fit le tour avec la main droite.

– Bonjour, monsieur. Salut Francis. Bonjour…

– C'est Mohamed. Il est en train de sécher, il a pensé que c'était plus important, disons plus urgent, de venir ici que de se farcir un texte de Hegel en cours de philo…

– Et pourtant, j'aime vachement Hegel…

– On avait une petite faim, dit Francis, indexant les barquettes de frites, vous en voulez une ?

– Non, non, merci. Je peux ?

Gabriel prit place et commanda une bière.

– Une de la maison ? demanda le patron.

– Allons-y pour ça.

Les ados piquaient dans leurs frites. Francis se rajouta un peu de sel.

– De la blanche ? s'enquit le Poulpe alors qu'Édouard revenait avec un bock plein à ras bord d'un breuvage pâle et trouble.

– Eh oui, et c'est ma fierté, monsieur.

– Pimpante, expira le Poulpe après la première gorgée. Il regarda le verre où s'inscrivait en lettres rouges une longue abréviation. C'est son nom ? demanda-t-il.

– C'est son nom, s'en mêla Mohamed. La bière spéciale de L'Association des Amateurs de Bière Aimant L'Nord… Association fondée et présidée par, ajouta-t-il d'une façon semi-théâtrale, monsieur Édouard, ici présent !

Gabriel zieuta à nouveau l'abréviation :

L'A.A.B.A.L'N.
Blanche

– Vous avez lu Herman Melville ?

Le patron ouvrit de grands yeux, eut un petit sourire de coin et, se fendant d'une sorte de courbette en s'approchant de Gabriel, il lui envoya avec chaleur :

– Par les sept tatouages d'Achab, monsieur, vous venez à l'instant d'être nommé membre d'honneur de notre Association ! Bien sûr, aucune cotisation à payer. Sachez que vous n'êtes que le deuxième sur la liste dont je doute qu'elle soit jamais très longue. Le deuxième après le vieux fou, là-bas. Il dirigea son regard vers le fond du café. Un vieux bonhomme, sec comme un coucou, lui lança un clin d'œil de hunier et inclina légèrement la tête, en guise de bienvenue au club.

– Le père Darrat, Émile pour les intimes, guère nombreux… À vrai dire, poursuivit Millepreute, c'est dans Melville que j'ai appris l'anglais, et si vous aimez les précisions, j'ai commencé ça en été 68. À cette époque qui n'avait rien d'épique, les Français me débectaient tellement que j'ai failli m'exiler en Australie. Mais finissez votre verre. On dit que le deuxième est toujours meilleur, surtout quand c'est le tavernier qui casque.

Les deux garçons avaient terminé leurs frites. Francis coup-de-couda Mohamed :

– Vas-y, Momo, raconte. Tu peux avoir confiance en monsieur Liénart…

– Appelez-moi Gabriel.

–… en Gabriel… Juré, c'est pas un enfoiré. Et puis, pour une fois que quelqu'un nous écoute…

Le patron, pas fouinard, venait d'enclencher un compact de Marcus Miller et mit suffisamment de volume pour préserver l'intimité de la conversation.

Mohamed commença par détailler ce qui lui était arrivé l'avant-veille. Son rendez-vous amoureux avec Mélanie à la bibliothèque municipale. Puis leur retour vers la gare et surtout, juste après le départ de la jeune fille, l'agression sur le quai. Personne n'avait réagi. Deux types, un rasé et un avec des cheveux longs, blonds. Leurs noms : « Goedendag » et « Viking », c'est en tout cas ce qu'il avait cru entendre quand ils l'avaient rattrapé sur la passerelle qui enjambe les voies du chemin de fer. L'avaient tabassé avec une barre de fer, forcé à baisser son futal et menacé de l'émasculer.

– Les chiens ! poursuivit-il. J'ai réussi à les semer en mettant un coup de boule au grand blond. J'ai entendu son nez craquer… J'en ai aussitôt profité pour sauter par-dessus le parapet et me cacher ensuite, *in extremis,* sous une motrice…

– Merde, dit Francis, ça plus la saloperie de tract d'hier, ça fait vraiment beaucoup… En tout cas, comme tu les as décrits, aucun de tes deux fachos n'était à la sortie du lycée.

– Peut-être bien, mais ce n'est pas tout. J'ai encore autre chose à raconter, dit Mohamed. Ça n'a peut-être rien à voir avec tout ça, n'empêche que ça commence à sentir mauvais dans le coin… Tiens, voilà Mélanie. Elle pourra confirmer ce que je vais vous dire, puisque c'est d'elle que je tiens tout ça.

La jeune fille prit une chaise et vint s'asseoir.

Mohamed continua :

– C'est quelque chose qui est peut-être en relation avec l'assassinat de François et de sa famille…

Il s'arrêta, regarda le Poulpe :

– Vous êtes au courant ?

– À vrai dire, vaguement, répondit Gabriel qui préférait le laisser parler.

Le jeune homme poursuivit :

– François avait rencontré une fille du lycée et était sorti avec elle durant plusieurs mois. Elle était différente des autres. Plus mûre, si vous voulez. C'est du moins l'impression qu'elle donnait. Elle s'appelait Virginie… Elle est morte dans un accident qui maintenant, avec le recul, peut sembler bizarre, inquiétant. Un chauffard qu'on n'a jamais retrouvé. C'est bien ça, hein, Mélanie ?

La jeune fille acquiesça silencieusement, toussota, un peu nerveuse, et prit le relais.

– Tout ce que je vais vous dire, c'est François lui-même qui me l'a dit. J'ai été, si on veut, sa petite amie pendant l'année scolaire avant qu'il rencontre Virginie. Entre nous, ça n'avait pas vraiment duré, question d'être amoureux, mais nous sommes restés très liés. François me disait souvent que j'étais son seul vrai pote… Il m'a raconté que Virginie se prostituait, à l'occasion, et que lui, ça le foutait en l'air, cette histoire. Le pire, c'est qu'en faisant ça, Virginie était devenue accro à la drogue. Asservie par un type qui la tenait avec une sorte de coke et des amphétamines. Elle en avait une trouille bleue, de cet homme. Je crois que c'est un médecin qui habite Hazebrouck, ou dans les environs.

François n'a jamais voulu me dire son nom…

Elle s'arrêta. Gabriel la regarda dans les yeux et hocha la tête pour l'inviter à continuer.

– Ce sale type abusait d'elle régulièrement, et parfois même avec sa femme, voire avec de soi-disant amis de passage. François ne pouvait pas supporter de la voir ainsi tenue en esclavage, et d'autant moins encore qu'avec cette saleté de came, elle dépérissait à vue d'œil. Elle ne voulait pas qu'il s'en mêle, mais un matin il l'avait retrouvée avec le visage tuméfié, complètement angoissée sous l'effet conjugué de la drogue et de l'alcool. Il avait pris la décision de la sortir de là, mais aussi, me disait-il, de jouer un sale tour à ces cochons de gens, pour se venger d'eux.

Malgré ses réticences, Virginie avait fini par accepter le coup. Elle avait fait passer François pour un garçon qu'elle avait rencontré dans une boîte et qui apparemment ne rechignerait pas, moyennant un peu d'argent, à participer à certaines soirées chez le médecin. L'affaire fut vite conclue. François est allé, je crois, deux ou trois fois chez eux, à cette époque. Il y est retourné après la mort de Virginie. « Pour régler tous les comptes », me disait-il.

En fait c'est surtout la femme du médecin qu'il avait continué à voir. Il me disait qu'elle était comme folle de lui et que ça allait faciliter la réalisation de ses plans. Mais un soir elle était devenue encore plus dingue que d'habitude. Depuis quelque temps, il y avait chez eux une sorte de servante, une jeune Asiatique. La femme voulait que François prenne de force la jeune fille pendant qu'elle-même se ferait sauter par un type que François n'avait jamais vu. Ce n'était pas son mari, en tout cas : un homme jeune, assez gros, au crâne rasé…

Mohamed grogna. Gabriel se tourna vers lui, interrogateur.

– Non, rien, ça me rappelle seulement un mauvais souvenir, fit le garçon en se frottant une pommette où affleuraient des points de suture.

Mélanie reprit :

– François avait refusé et elle s'était mise en colère, lui donnant à choisir entre ça et baiser le gros type, qui était déjà complètement ivre. Elle lui promettait plein de fric. François n'en démordait pas, et ils avaient commencé à s'engueuler, très violemment. Au risque de faire échouer son affaire, François avait même sorti :

– Je ne sais pas ce qui me retient d'aller tout dire à la police !

– Tout dire, et quoi donc ? Elle avait répondu, cynique. Que tu te farcis le cul de madame van Diksmuide ? Tu parles d'une nouvelle pour les flics !

C'est alors que, soudain désemparé, François avait bluffé :

– Vous savez très bien de quoi je veux parler…

Puis il avait fait mine de partir et elle l'avait arrêté, les yeux exorbités. Tout en bafouillant, elle s'était mise à baver, lèvres retroussées, prête à mordre : Ça, tu me le paieras, sale petit pédé !

– Voilà, termina Mélanie. Je crois que c'est la dernière fois qu'il est allé là-bas… Tout cela se passait à peu près un mois avant sa mort, et j'ai comme le sentiment que la femme du médecin…

– Serait dans le coup pour l'assassinat de la famille Vandenbrouck ? fit le Poulpe.

– Je ne sais pas, ce n'est qu'une impression, mais je ne peux pas m'en défaire. Et quant à la police, pas question d'aller leur raconter tout cela, aussi bien ils ne me prendraient pas au sérieux. Mais voilà, maintenant, je ne sais pas pourquoi, je commence à avoir peur pour moi…

Mohamed lui prit la main.

– Je t'ai dit que tu n'es plus toute seule…

Il se tourna vers Francis puis, lentement, vers Gabriel.

– Je ne peux rien vous promettre, répondit ce dernier, mais je suis ici pour quelques jours. Je peux essayer de mener ma petite enquête, ne serait-ce que pour vous rassurer.

Il regarda l'horloge du bistrot.

– Mais attendez, j'ai un coup de fil à passer.

– Un service ne se refuse jamais à un membre d'honneur de L'A.A.B.A.L'N. ! lui dit le patron en l'invitant à négliger l'écriteau «Privé» collé sur la porte. Prenez celui qui est sur le bahut, vous serez plus tranquille que dans le bistrot.

Gabriel entra dans la salle-à-manger. La porte refermée, il attrapa le combiné.

– Vlad ? Salut… Alors ?… Demain matin ? Où tu dis ?… D'accord, je note… Bailleul, route de Locre… Service du docteur Ladihakel. Oui… D'accord. Allez, salut et merci !

Quand il revint dans le troquet, il trouva le vieil homme «premier membre d'honneur» de L'A.A. B.A.L'N, en pleine discussion avec les jeunes gens.

Quand il fut à la table, le vieux hésita un instant puis lui glissa :

– Dites, monsieur, j'ai peut-être été indiscret,

mais j'ai entendu le début de votre conversation, tout à l'heure, avec nos jeunes amis. J'aurai peut-être deux ou trois choses à vous dire qui vous intéresseront. Si vous avez un peu de temps cet après-midi, on peut se retrouver ici, disons vers trois heures...

– Bien volontiers, fit Gabriel, intrigué.

– Vous savez, reprit le vieil homme avant de sortir, y'a pas mal d'endroits où c'est la merde. Et c'est pas dans les pays qui se disent «démocratiques» qu'il y en a le moins. Ici même, en Europe, y en a beaucoup qui affichent sur leurs drapeaux des couleurs de plus en plus brunes, si vous voyez c'que j'veux dire. De plus en plus... Mais si on y regarde d'un peu plus près... Pas plus que celles que la France hisse...

12 - Le père Darrat

Ne point tenter d'agir sur le monde extérieur, l'accepter tel qu'il est, soi-même, accepter de devenir tel qu'il est, par hypocrisie, opportunisme, lâcheté, se camoufler aux couleurs de l'ambiance, ça c'est du Réalisme.
René Crevel, *Le Clavecin de Diderot*

– Trop de bruit à l'estaminet...

Émile Darrat referma la porte puis tout à trac, mi-sérieux, mi-goguenard :

– Toi, mon gars, t'es pas plus journaliste que moi, pas vrai ?

Décontenancé, Gabriel jugea préférable de ne

pas répondre. Émile le considérait avec un regard amusé.

– Quel âge tu me donnes, gamin ?

– Disons soixante-dix…

– Rajoutes-en treize et t'auras l'compte. Et toi, je parie que t'en as pas quarante, presque un môme, quoi. Alors n'espère pas faire croire à un vieux singe que c'que tu nous fais là, c'est pas des grimaces… Je fais du café, t'en veux ?

Plutôt que de rester au bistrot, le vieil homme à l'inénarrable accent flamand lui avait proposé de venir ici, dans le petit appartement qu'il louait au dernier étage du plus grand immeuble du quartier Pasteur.

– Alors, si c'est pas trop indiscret, qu'est-ce que tu cherches ici ?

– Bah, comme je vous l'ai déjà dit…

– Et moi j't'ai déjà dit de me tutoyer, mon garçon.

–… comme je te l'ai déjà dit, je prépare un article sur le houblon, et, incidemment, il y a quelque chose dans l'affaire Vandenbrouck qui me titille…

– C'est surtout ça qui t'intéresse, non ? Peut-être même ça qui t'a amené ici… Non, ne réponds pas. Je ne suis ni un confesseur ni un flic.

Le père Darrat fit mine de cracher deux fois à terre puis reprit :

– Je connais la musique… Tiens, je vais te montrer.

L'album n'était pas très épais. Quelques photos de famille, des paysages.

– Attends… voilà…

Sur deux pages séparées par une feuille de papier

cristal, cinq photographies noir et blanc, virant aux tons sépia.

– Deuxième Guerre mondiale ?

– Pas précisément. Un peu avant. Une sorte de répétition générale, si on veut.

– L'Espagne ? Gabriel sentit son pouls s'accélérer.

– J'y étais, fit Émile. Dès le début, avant même les Brigades Internationales. Pendant deux ans et demi, je suis resté dans la région de Madrid. Au début, je me suis fait passer pour un journaliste belge… faisant une simple enquête…

Il s'arrêta, sourire narquois.

– Au fait, je suis vraiment belge, même si je n'habite plus la Belgique depuis cinquante ans. Et belge flamand, par-dessus le marché : je peux te dire qu'il n'y en avait pas beaucoup, du côté des républicains. Ça s'est d'ailleurs confirmé après 40… Il ricana en toussotant.

– Ça, reprit-il en pointant son doigt sur un des rectangles de papier glacé, ça a été pris en novembre 36. Là, c'est moi, et là, ce qui reste d'une saloperie de Junker JU 52, abattu par deux Chatos, alors qu'il venait de lâcher ses bombes sur un quartier ouvrier de la périphérie de Madrid.

– Deux Polikarpov ? faillit s'étrangler le Poulpe.

– Tout juste : des I 15, biplans. Tu connais ?

– Ben, heu…, c'est-à-dire que je m'intéresse plus aux I 16… Je suis en train d'en faire retaper un, un type 10.

– Un Super Mosca ?

– C'est cela.

– Un fameux petit zinc… Et ça, on ne peut vraiment le dire que si on l'a vu à l'œuvre…

Émile s'arrêta, regarda à nouveau Gabriel et, l'œil étincelant, éclata de rire :

– Alors ça, complètement dingue ! Tu peux dire, fils, que tu m'en bouches un sacré coin ! Finis ton café. J'ai pas de champagne, mais j'ai de quoi le remplacer.

Il se leva et alla vers le frigo.

– Et les pièces, comment tu fais ? reprit-il en revenant avec une bouteille.

– Bah, c'est plutôt galère, mais j'me débrouille.

– Allez, des coïncidences comme ça, ça se fête ! Saint-Sixtus capsule jaune, 11 degrés. Pour moi, c'est la reine des brunes, même si la faculté me recommande de ne pas trop en boire – il se tapota le ventre. Mes intestins… Mais tu peux y aller, une vraie de vraie fabriquée monastiquement dans la plus petite des brasseries trappistes… Un Polikarpov I 16…, vous m'en direz tant ! Tiens, regarde : là, je suis avec le gradé russe le plus sympa et, politiquement, le plus droit que j'aie connu : Ivan Ivanovitch Kopets. Surnommé Camarada José. Au printemps 37, il est devenu commandant de l'Escuadra 11, une escadre de chasse composée de Chatos et de Moscas. Un fameux dézingueur de fascistes. Et ce chacal de Staline l'a fait buter en 41… Et ici, juste derrière moi, tu reconnais ?

– Ouais, un Mosca.

– « La Mouche », comme ils disaient. Les madrilènes le voyaient raser les terrasses et les toits à toute blinde. Tu parles ! Le type 10 était tellement balèze que les nazis ont refilé des Messerschmitt flambant neufs à la légion Condor, des BF109. Ça a fait de sacrées bagarres… Mais celui-ci, c'est un type 5, ou peut-être un 6. C'est un peu flou, on n'arrive pas à distinguer les saignées des échappements. Sur le type 6 on les avait raccourcies : quand la verrière était ouverte pour plus de visibilité, certains pilotes se prenaient tellement de gaz dans l'habitacle qu'ils arrivaient complètement intoxiqués à l'atterrissage…

– Tu étais pilote ?

– Non, j'ai seulement donné un coup de main de temps en temps aux FARE [1], tout en restant rampant. J'ai aussi été en contact avec les Russes, mais pas longtemps : les gars de l'OGPU [2] m'avaient dans le nez. Tu parles, je n'étais ni stal, ni trotsko, ni anar ni même social-démocrate : ils ne savaient pas où me placer dans leurs fiches… Celui-là, à gauche, c'est le «colonel Julio», Petris Pumpur, un Estonien, grand chef de la chasse soviétique au début de la guerre. C'est à Albacete. C'est lui qui m'a confié qu'un agent de l'OGPU me traçait. J'ai suivi ses conseils, je me suis barré…

– Et elle ?

Sur une petite photo, seule, une fille superbe, riant, levant le poing, un fusil à la main.

– Elle, c'est Pilar…

Émile se tut. Gabriel respecta son silence.

– C'est pour ça que j'ai préféré te faire venir ici, pour te montrer ça. Tu comprends ma curiosité et mon intérêt ce matin quand je t'ai entendu avec les gamins. Les histoires qu'ils ont racontées, ça me fout dans une rogne noire.

(1) Fuerzas aéreas de la republica española : les forces aériennes républicaines

(2) Renseignements soviétiques qui devinrent par la suite le KGB

Gabriel montra le tract à Émile.

– Satanés fumiers ! Comment arrêter ça ?… Les quelques-uns qui veulent faire face ne sont même pas organisés. Crier au racisme ? Du marketing humanitaire qui n'empêche surtout pas de montrer du doigt les « clandestins », tu comprends : « On ne peut pas accueillir toute la misère du monde », comme disait l'autre enfoiré. La course au pouvoir, voilà ce qui les branche. C'est minable. Quant aux autres…, il agita le tract, ils se frottent les mains. Demandent que ça, les trucs du genre « touche-pas-à-mon-pote », ça fait même grossir leurs rangs. Non, tant que les gens ne s'organiseront pas selon leur conscience… Tiens, ceux qui nous montrent l'exemple aujourd'hui, ce sont les sans-papiers eux-mêmes : ils prennent la parole, ils déclarent qu'ils existent, eux dont on aimerait tant qu'ils demeurent invisibles…

– Mais toi, tu t'organises ?

Nulle ironie dans cette remarque, mais Gabriel sentit, au moment même où il la proférait, qu'elle pouvait tout aussi bien s'adresser à lui-même et il en éprouva à l'instant un léger embarras.

– À quatre-vingt-trois balais ?

– Et pourquoi pas ? Tu sais encore penser et agir !

Émile resta songeur quelques secondes puis reprit :

– En tout cas, pour cette affaire-ci, tu peux compter sur moi… Tu es ici chez toi. En cas de clash, n'hésite pas à te replier ici. Et si t'as besoin d'un coup de main, le camarade Emilio se fera une joie de reprendre du service contre la racaille… Approche ton godet.

Le vieux Darrat remplit le verre du Poulpe sans toucher au sien.

– Et toi ? Tu ne te sers pas ?

– Non, je te l'ai dit : je suis fragile des tripes. Ma toubib, une vraie p'tite mère, me bassine avec toujours la même chose. Je l'entends d'ici : « Trop de brune nuit à l'intestin miné ! »

13 - Où ça commence à déblayer

... la fraternité des casernes...
J. Chirac, *Discours présidentiel*, 28 mai 1996

« ... charter de Chinois. C'est la première expulsion massive d'Asiatiques décidée par le ministre de l'Intérieur. Monsieur Chevènement... »

– Bien fait pour leurs sales gueules de macaques.

L'Anglais coupa la radio, se dit qu'il y avait tout lieu d'être content du gouvernement et stoppa la Jaguar au bas du perron.

Van Diksmuide l'attendait à la porte, il discutait avec Henri, l'homme aux cheveux gris.

– Tout le monde est là. Le médecin invita l'Anglais à entrer.

– Ta femme ?

– Elle passe la soirée à Ostende, sur le yacht d'une de nos connaissances.

– Tant mieux, je préfère ne pas l'avoir dans les pattes, celle-là.

Van Diksmuide ne broncha pas. Il était même assez d'accord avec l'Anglais.

Quand ils entrèrent dans le salon, Clovis, Minus, Viking et Goedendag se levèrent, arrêtant net leur conversation. Goedendag s'était carrément mis au garde-à-vous. Il transpirait.

– Asseyez-vous.

Ils se placèrent autour de la grande table.

– Ordre du jour, annonça Cheveux Gris : examen de certaines défaillances…

Viking se broyait les mains à s'en faire craquer les phalanges. Dewiche-l'Anglais prit tout de suite la parole :

– Vous allez nous dire ce que vous avez fait comme connerie avant-hier soir. Il me semble que vous avez quelques comptes à nous rendre…

– Eh bien je…, enfin nous…, commença Viking.

– C'était un sale raton ! le coupa Goedendag – sur la défensive, le gros skinhead, prêt à mordre : même ses maîtres. Il laisse traîner sa bite de chien sur une de nos filles, une fille de Flandre ! Ça mérite une leçon, non ? Si ça ne tenait qu'à moi…

– Ferme-la ! L'Anglais s'était levé. Il s'approcha du skin.

– Lève-toi.

Goedendag agrippa le bord de la table et lança un regard menaçant à l'Anglais.

– Vous n'êtes tous que des lavettes, vous pensez trop…, vous n'avez plus de couilles ! Vous voyez ces mains ? Sans elles, vous seriez déjà tous en taule ! Les Vandenbrouck…

Il se tourna vers le toubib :

– C'est ta femme qui m'a dit de liquider le fils. Il en savait trop, qu'elle disait… Simplement, moi, j'aime pas faire dans le détail.

– C'est donc toi, espèce de dingue ! Hors de lui, l'Anglais referma instinctivement les poings.

– Ouais, et je peux te dire que ça en fait, des éclaboussures, un Remington bourré au 12 ! Il éclata de rire. T'aurais vu la tête de la vioque quand je lui ai mis son bâtard en bouillie !

– Lève ton gros cul ! hurla l'Anglais, rendu furieux par la morgue du rasé.

Apparemment impressionné, le gros se leva, mais d'un mouvement tournant, il fit basculer sa chaise. Les deux autres skins, Clovis et Minus, s'étaient levés eux aussi, lui faisant face, agressifs.

Goedendag plongea la main à l'intérieur de son bomber et en ressortit une barre d'acier, courte et épaisse. Livide.

– Le premier qui m'approche, je l'étends, tas de larves !

Viking n'hésita qu'un très bref instant avant de se ranger aux côtés des deux autres. Il sortit un cran d'arrêt. Van Diksmuide restait en retrait, pétrifié de se trouver soudain en première ligne.

Minus tenta de s'approcher pour désarmer le gros skin. Souple, le gros. Et vif. BING ! Un coup de barre sur la tempe de Minus l'envoya dinguer aux pieds de Clovis.

– Maintenant tu t'arrêtes, ou je te fais sauter le caisson…

C'était la voix de l'Anglais, redevenue calme et glacée. La voix des derniers mots.

Au bout de son bras tendu, un Browning allongeait son museau grisâtre, prêt à lâcher du 9 mm direction l'abdomen du skin.

Le gros se figea. Henri attrapa la barre de métal.

Lentement, l'Anglais vint vers le gros, à le toucher, pointant toujours son flingue. Il renifla, l'air écœuré.

– Tu pues encore la bière !

– Je…

Le skin n'eut pas le temps de préciser sa pensée. Il s'écroula à côté de Minus qui reprenait à peine ses esprits. L'Anglais venait de lui faire manger un swing avec le canon de son arme. Juste à la pointe du menton.

Quand il se réveilla, il avait les mains liées dans le dos. Conscient de la précarité de sa situation, il se mit aussitôt à transpirer abondamment.

– Debout, gros lard, rugit l'Anglais et, dans un sourire acide : rappelle-nous ton nom…

– Qu'est-ce que…

– Ton nom !

– Goedendag, fit-il, et fier de ne plus en avoir d'autre…

– Sais-tu au moins d'où il vient ? fit l'Anglais tout en jouant avec le Browning, ne cessant d'en faire glisser le bout du canon sous l'œil gauche et exorbité du skin.

–… ?

– Tu ne te rappelles pas ? L'Anglais baissa son flingue, attrapa l'autre au col et lui fit la leçon, ponctuant son exposé généalogique de coups de genou dans le gras du bras du gros… C'est le nom que les soldats des troupes flamandes avaient donné à leurs masses d'arme, en 1302, devant Courtrai, à la bataille des Éperons d'Or : c'est avec leurs Goedendag qu'ils ont massacré les Français. Tu vois, maintenant tu sais…

Goedendag montrait des signes d'incompréhension. La sueur inondait son visage.

– Que… Qu'est-ce que vous allez me faire ?

Minus et Clovis le tenaient ferme aux bras. L'Anglais se retourna vers Viking.

– À toi de nous montrer à quel point nous pouvons encore te faire confiance.

Il prit la barre d'acier des mains d'Henri et la présenta à Viking.

– Qu'est-ce que vous me voulez ? commença à crier Goedendag. Qu'est-ce que vous allez me faire ?

L'Anglais le considéra fixement, le temps de lui faire comprendre que c'était là un regard d'adieu.

– Nous n'avons plus besoin de tes services. Un peu comme pour François Vandenbrouck : pour ton malheur, mon garçon, toi aussi tu en sais trop. Mets-toi à notre place. Tu vas bientôt avoir fini de nous faire chier… Tu connais la parole de Notre Seigneur Jésus : «Qui a vécu par l'épée périra par l'épée» ? C'est dans Matthieu…

Goedendag se mit à brailler, poussant des cris de plus en plus stridents. Malgré l'effroi que lui inspirait la situation, van Diksmuide ressentit certains picotements dans le bas-ventre.

Les deux autres skins, aidés d'Henri, emmenèrent Goedendag qui, incapable de vraiment se débattre, hurlait maintenant à la mort. Henri lui appliquait un gros revolver sur la nuque.

Viking les suivait, pâle comme un suaire, la gorge coincée par l'angoisse, se tenant à la barre d'acier comme à un parapet. À peine furent-ils sortis de la maison que Goedendag se tut. Soudain prostré, il avançait comme un automate. Le silence s'établit complètement, rompu au bout de quelques secondes par une série de coups sourds suivis d'un sinistre craquement.

La pluie se mit à tomber.

– Qu'est-ce qu'on va en faire ? demanda van Diksmuide.

– Ton parc est suffisamment grand. Donne-leur des pelles…

– M…, mais…

L'Anglais se tourna vers lui. Le médecin s'écrasa.

– J'aimerais bien avoir une petite discussion avec ta femme, ces jours-ci. Quelques petites choses à tirer au clair…

– D'a…, d'accord, bafouilla le toubib, soudain pressé de sortir de la pièce.

Une heure plus tard, ils étaient à nouveau rassemblés dans le salon. L'Anglais ordonna à Viking de se couper les cheveux. Le grand blond obtempéra sur-le-champ.

– Tu seras moins reconnaissable. Quant à ton nez, si tu ne fais pas le con, personne ne le remarquera…

Viking y porta la main. Il était encore très douloureux.

– Fumier d'Arabe, souffla-t-il.

– Justement, reprit l'Anglais, celui-là, tu nous le fais disparaître. Le plus vite possible, compris ? Pour faire bonne mesure, tu lui mets ça dans les poches…

L'Anglais présenta trois petits paquets.

– Tu y fais gaffe. C'est de la pure, mais j'y ai mélangé suffisamment de produit pour alerter les Stups. Fourguer ça à des Arabes, c'est bien ça qu'on avait programmé, non ? Eh bien ce sera l'un de nos premiers dealers... Bon, maintenant, allons voir votre travail.

Ils sortirent, munis de torches électriques, et marchèrent entre les arbres jusqu'à un endroit où des arbustes formaient une sorte de sous-bois.

Les faisceaux convergèrent là où un peu de terre fraîchement remuée indiquait le lieu de la dernière demeure de Goedendag.

– Ça va, c'est propre, fit l'Anglais. Et il peut être heureux, il repose en terre de Flandre.

Puis il se baissa, ramassa un peu de glèbe et l'effrita entre ses doigts :

– Chère terre de chez moi...

14 - Chez les fous, dans les trous, dans les choux

COMPUT ECCLÉSIASTIQUE ET SÉCULIER

Nombre d'or en 1899	19
Epacte	VIII
Cycle solaire	4
Indiction romaine	12
Lettre dominicale	A

Alfred Jarry, *Almanach du Père Ubu*,
janvier-février-mars 1899

« En mon nez, le sel, mets de Sein... »

Gabriel entendit des pas et s'apprêta à refermer le bouquin de Canterel. Non, c'était un infirmier. Il reprit sa lecture du poème sans titre :

En mon nez, le sel, mets de Sein,

Concentre les fumets de Lorient.
Douarnenez : matelots et tarins
Inspirent goulûment, narines aux vents.

– Monsieur Liénart ? C'était l'infirmier. Le docteur arrive. Elle vous prie de l'attendre dans son bureau.

Il ouvrit une porte. Gabriel entra.

Intérieur extrêmement sobre. Une fenêtre donnait sur le vaste parc de l'hôpital psychiatrique. Le soleil jouait à cache-cache avec les nuages blancs et ronds qui cotonnaient le ciel bailleulois. Au loin, au sommet du beffroi de l'hôtel de ville, la girouette, monumentale et en forme de Mélusine, indiquait le Nord-Ouest.

– Excusez-moi de vous avoir fait attendre… Ève Ladihakel-Hetzel !… Une tornade en blouse blanche venait de faire irruption dans le bureau, tendant sa main droite en direction de celle du Poulpe.

– Bonjour madame, Gabriel Liénart…

– Oui, je sais… Alors comme ça vous êtes un ami de ce sacré bon vieux Vlad !… Au téléphone, il n'a pu me dire que deux ou trois choses assez obscures à propos de certains symptômes… J'ai constitué en vitesse un petit dossier, mais si vous pouvez m'apporter quelques précisions, cela nous aidera sans aucun doute. Asseyez-vous donc.

Gabriel lui raconta la perte d'équilibre, les douleurs extrêmes dans les membres, les vomissements, mais aussi l'évolution ultrarapide de la maladie…

– Vraiment bizarre, dit la psy. D'abord, d'après

ce que vous me dites de la fréquence des cas, cela ressemble beaucoup à une épidémie... Il est vrai que je ne suis que psychiatre, ni neurologue, ni généraliste, et qu'en outre la médecine est extrêmement cloisonnée... N'empêche que je suis étonnée de n'avoir rien entendu de cette affaire. À moins qu'en haut lieu on ait décidé de faire le black-out.

Ève Ladihakel-Hetzel haussa les épaules et fit un mouvement des mains pour signifier son ignorance.

– Néanmoins, ce que je peux vous dire, c'est que les symptômes décrits correspondent à quelque chose que je connais... Mais là aussi, c'est étrange. Tenez...

Elle ouvrit un tiroir et en sortit une épaisse chemise.

– Il y a là des photocopies de différents articles que vous pourrez lire à votre aise. Je vais vous en livrer la substance. Tout d'abord, les troubles de motricité, l'impossibilité de marcher ou même simplement de se tenir debout dès qu'on ferme les yeux, cette grande instabilité, c'est ce que la médecine nomme « ataxie ». Quand cela se déclare particulièrement dès l'occlusion des yeux, c'est ce qu'on appelle le signe de Romberg... Pas trop complexe ?

Le Poulpe fit signe que non.

– Eh bien, ce signe de Romberg est la marque du tabès...

–...?

– Une forme particulière, en fait une complication de la syphilis nerveuse. Les autres symptômes que vous décrivez vont exactement dans le même sens : crises gastriques d'une grande violence, douleurs foudroyantes dans les bras et les jambes...

– Justement, j'ai cru comprendre que la plupart des personnes atteintes étaient des clients de certains bordels, du côté belge de la frontière. Cela cadrerait parfaitement, mais...

– Comme vous dites, il y a un «mais»... La syphilis est induite par un micro-organisme, le tréponème de Schaudinn et Hoffmann. On ne peut le déceler que par l'analyse du sang du patient. Or, ni vous ni moi n'avons d'information sur ce point. Non?

– C'est bien cela. Seuls certains médecins admis dans le secret pourraient...

– Exactement. Mais je vous avouerai que je serais très étonnée que l'on trouve des tréponèmes...

– Pourquoi donc?

– Simplement parce que le tabès ne peut se déclarer qu'au stade tertiaire de la syphilis, c'est-à-dire de deux à vingt ans après le début de cette maladie!

– Ce qui n'est évidemment pas le cas ici. Donc vraisemblablement pas une syphilis, en tout cas aucune possibilité pour que ce soit le tabès... Je vais peut-être vous paraître ridicule, mais, une intuition...

– Dites toujours.

– La biochimie d'aujourd'hui est-elle capable de fabriquer une substance qui occasionnerait le type de troubles qui nous préoccupent ici?

– Vous savez, depuis avril 1915, date à laquelle les Allemands ont répandu massivement du chlore sur les troupes alliées à Langemark, c'est à une vingtaine de kilomètres d'ici, on a fait de superbes progrès... Le top aujourd'hui, ce serait plutôt du côté de la bactériologie, encore que certaines branches de la chimie biologique ne soient pas en reste. Il n'est pas impossible qu'un bricoleur high-tech ait mis au point une nouvelle substance. C'est d'autant plus probable qu'il semble que nous n'ayons pas affaire ici à une véritable épidémie. Or il est patent que la plupart des affections causées par des armes bactériologiques présentent une épidémicité négligeable, voire nulle…

– On aurait donc pas mal d'éléments convergents qui pourraient nous faire penser…

–… que nous sommes en présence des effets d'une activité criminelle. Méfiez-vous, monsieur Liénart. Si Vlad ne ment pas, et que vous êtes bien journaliste, vous prenez peut-être beaucoup de risques pour pas grand…

– Je vous remercie. Le Poulpe se leva, prit le dossier sur le bureau. Votre aide m'a été extrêmement précieuse.

– Ce n'est rien. Mais, excusez ma curiosité, il me semble que vous lisez Canterel, non ?

Surpris, il jeta un coup d'œil à son imper. Le bouquin dépassait de la poche, laissant apparaître le nom de l'auteur.

– Oui, mais…

– Non, rien, simple curiosité, je vous dis… Ce sont les *Apophtègmes* ?

– Exactement, fit-il, abasourdi, vous connaissez ?

– J'en ai seulement entendu parler… Quant à moi, c'est surtout à Reich que je m'intéresse.

– L'auteur de *la Révolution sexuelle* ? Mais quel rapp… ?

– Regardez bien cette photo. Elle indiqua un petit

cadre en bois, sur un rayonnage de la bibliothèque. Elle a été prise en 1927 par mon grand-père, juste après la publication de *La Fonction de l'orgasme*. Wilhelm Reich est là, à gauche. Savez-vous qui est le grand type à qui il serre la main ?

–…

– Mathias Canterel…

***

En s'éloignant de Bailleul, sur la route qui le ramenait à Hazebrouck, quelques houblonnières hérissaient le paysage. Il n'y prêta guère attention. Trop songeur, après coup. La beauté d'Ève Ladihakel-Hetzel. Une beauté bouleversante.

***

Les jeunes gens sortaient par petits groupes. Des autobus attendaient sur le parking. Les éclaircies de la journée semblaient avoir retardé la tombée du soir et le lycée se vidait, nonchalamment, se donnant des airs d'avant-printemps.

À la demande générale des élèves qui désiraient fêter dignement carnaval, l'administration avait décidé que les cours auraient lieu exceptionnellement ce samedi en remplacement anticipé de ceux du mardi gras.

Quelques jeunes désœuvrés venaient frimer, Qui sur sa mob, qui dans la bagnole de papa-maman, portières ouvertes, faisant brailler une cassette de *dance* pour appâter la minette ou, à défaut, rendre jaloux les gamins du collège.

Gabriel vit arriver Momo de loin, discutant avec des copains. Ils passèrent la grille et se dirent encore quelques mots sur le trottoir. Mohamed repéra l'Audi, salua les autres et s'engagea sur le parking. Alors qu'il passait entre deux bus, il remarqua Francis qui, venant vers lui, semblait lui crier quelque chose, mais pas le type casqué.

Tous deux arrivèrent sur lui en même temps. Ce fut Francis qui, en bondissant, fit dévier l'arme du casqué. Mohamed prit le projectile dans l'épaule. Aucun bruit. Sans doute un silencieux.

Gabriel s'était déjà propulsé hors de l'auto et avait fait sauter le cran de sûreté du Taurus. Quand il arriva auprès du garçon, le flingueur s'était déjà barré entre les bagnoles, bousculant les gosses sur son passage.

Après s'être assuré que la blessure de Momo n'était pas trop grave, le Poulpe repartit à toutes jambes vers l'Audi en tentant de ne pas perdre de vue le type. Il venait d'enfourcher une moto et passa au nez de Gabriel dans un bruit de tonnerre.

La bagnole démarra sur les chapeaux de roues.

Ils empruntèrent une rue qui longeait le chemin de fer. Au bout de quelques centaines de mètres, Viking prit sur la gauche, mais faillit se viander en dérapant : le passage à niveau du poste 2 était fermé.

– Putain de merde, hurla-t-il dans son casque, font chier, ces cons !

Demi-tour. Croisa l'Audi.

Le Poulpe tira à mort sur le frein à main. La lourde caisse fit un impeccable tête-à-queue. Première, deuxième à fond... C'était reparti mais, cette fois, dans des petites routes de campagne. La voiture n'était pas très vive, néanmoins Gabriel ne désespérait pas : le type ne semblait pas trop à l'aise sur la bécane.

* * *

Viking avait les jetons dans les virages à droite. Pas vraiment l'habitude, et la moto que Clovis avait chourrée la veille à Saint-Omer freinait très mou. Le chauffeur de la bagnole qui le suivait depuis les environs du lycée avait-il de mauvaises intentions? Il mettait la gomme, dans la mesure du possible. Surtout, rester sur les petites routes.

Et puis, sans doute parce qu'il n'en était pas très éloigné, il pensa au tunnel.

* * *

La nuit était tombée. Le Poulpe perdait régulièrement du terrain. L'autre s'était certainement aperçu de sa présence : il semblait prendre un malin plaisir à l'entraîner sur des routes minuscules et souvent cabossées. À un moment, il perdit de vue la moto. Deux secondes après, l'unique feu arrière réapparut. La bécane grimpait un pont qui passait par-dessus la ligne du TGV. À l'instant où l'Audi s'élançait à son tour sur la pente, un Eurostar fusa sous elle en grondant.

En haut du pont, rebelote, plus aucune trace de la moto qui, de cet endroit, aurait dû être parfaitement visible. Gabriel ralentit la bagnole, continua de rouler pendant quelques dizaines de mètres puis, à la faveur d'un virage, l'immobilisa sur le bas-côté et éteignit ses lumières. Il sortit et revint sur ses pas, courant dans l'herbe, prêt à se jeter au sol.

Non loin du pont, une ferme. Des dépendances

en ruines. L'endroit était sombre. Le Poulpe ralentit l'allure et sortit son calibre. Un bruit métallique, soudain, tout près de lui, dans une ancienne étable à la toiture effondrée. Il s'accroupit et avança façon tigre du Bengale.

C'était le mec à la moto. Il venait de la poser contre un mur et revenait maintenant vers la route. Au bruit de ses pas, Gabriel devina qu'il était aux aguets. Il passa tout près de lui, à moins de deux mètres. Gabriel s'apprêtait à lui sauter dessus quand il le vit ôter son casque.

Il attendit et le vit se diriger vers une chapelle, elle aussi en triste état. Le motard regarda autour de lui et pénétra dans le petit édifice.

* * *

Contrairement à la lune qui rondoyait dans la nuit calme, cela faisait maintenant plus de deux minutes que le type s'était éclipsé et Gabriel commençait à la trouver un peu longue. Le flingue à la main, il s'approcha de la chapelle. Pas un bruit à l'intérieur. D'un mouvement sec il ouvrit la porte, prêt à faire feu.

– Mille millions de tentacules ! murmura-t-il entre ses dents. Personne. Aussi vide que le tombeau de Jésus à l'aube du premier jour de la semaine.

Doutant fort qu'il fût en présence d'un descendant direct d'Houdini, le Poulpe examina rapidement l'autel, du bout des doigts seulement, vu l'obscurité. Ce faisant, il heurta un objet, un vase qui alla se fracasser à terre. Dans un mouvement de recul, Gabriel sentit bouger le sol sous ses pieds.

* * *

Au troisième essai il avait réussi à soulever la dalle. Une quinzaine de marches puis un faux-plat qui descendait régulièrement. Silence total. Il avançait à tâtons. Au bout de ce qui lui sembla être plusieurs dizaines de mètres, il commença par entendre des voix, lointaines, puis la nuit d'encre qui l'enveloppait changea de qualité : là-bas, de la lumière. Il poursuivit sa progression en faisant le moins de bruit possible, regrettant cette fois de ne pouvoir avancer façon chauve-souris.

–… n'es vraiment qu'un incapable, une merde !

Quatre hommes. Le chef, apparemment, un type au visage anguleux, et trois autres : un certain Clovis, au crâne ras, un deuxième d'allure skinhead lui aussi, et le gars à la moto, cheveux pas plus longs, que le chef, étrangement, appelait « Viking ».

– Combien de fois je t'ai déjà dit de ne jamais venir ici directement, surtout que maintenant que le chimiste a fini son boulot, on va pouvoir amener toute la marchandise. Notre chance, c'est que plus personne n'y croit, à l'existence de ce souterrain entre Morbecque et Cassel ! Imagine que quelqu'un t'aie suivi !

Viking tirait une sale tronche.

– Continue comme ça, et tu vas rejoindre le gros… Au fait, l'Arabe ?

– Je… je l'ai raté. Se sont mis à une dizaine, et…

Le chef l'interrompit d'une énorme claque dans la gueule. Le nez de Viking se mit à pisser le sang.

– J'te jure, l'Anglais. Et puis y'a un type qui m'a coursé, mais je l'ai semé, j'te j…

Une deuxième beigne s'abattit sur lui.

– Pourriture de fumier de con ! L'Anglais semblait furieux. Je vais te lui faire sa f…

La nuit revint. Et le silence.

* * *

– T'avais raison, l'Anglais, dit Henri. Il était là…

Sortant d'un recoin de la paroi, il désignait le type que, d'un coup de matraque, il venait d'envoyer momentanément dans les bras de Morphée.

– Qu'est-ce que c'est que ce mec ? Un flic ? fit l'Anglais.

– Tu veux que je lui mette son compte ? demanda Henri en sortant un .357 lourdingue de chez Smith et Wesson.

– Non, je veux savoir qui c'est et ce qu'il fait ici.

– Le toubib saura peut-être le faire parler, fit Henri.

L'Anglais acquiesça :

– Emmenez-le chez le médecin !

15 - L'horreur aux doigts d'Eros

Tel fut le sort de ma colombe artificielle. Tandis que le génie de la mécanique la destinait à suivre l'aigle dans les cieux, le destin lui donna l'inclination d'une taupe.

Xavier de Maistre, *Expédition nocturne autour de ma chambre*

– Une nappe phréatique ? !!!…

Gabriel bondit sur ses pieds, se réveillant d'un cauchemar infect.

Il devisait au fond d'une caverne avec Socrate

qui tenait une énorme cigarette à la bouche et essayait, vainement, d'allumer un briquet. Désespérant d'en obtenir une flamme, il bougonnait : «Putain de Dieu, j'crois bien que je suis allé au-delà de l'essence... Pas grave, on s'ferait pas une 'tite ligne ?» Puis les parois de la caverne s'écroulaient sous la pression d'un gigantesque torrent d'eau et de boue. «Enfers et germination!» rugissait l'arrière-petit-fils de Dédale. Raftant comme des nazes, Jules Verne et Émile Zola, casqué à la gueule noire, s'en donnaient à cœur joie. «Le Styx ?» leur demandait Socrate. Non, lui répondait Zola, c'est une nappe phréatique !...

Le noir complet. Tout ce qu'il savait, c'est qu'il était à moitié debout sur un sol très humide et qu'il avait bien mal à la nuque.

Petit à petit, il se souvint. La poursuite, la chapelle, le souterrain... Y était-il encore ? Ses yeux s'habituaient à l'obscurité. Il distingua un infime trait de lumière, probablement au bas d'une porte, un peu au-dessus de lui. Il s'avança avec précaution. Des voix, mais différentes de celles qu'il avait entendues auparavant. Un escalier qu'il gravit lentement dans le noir. Les voix, toujours. L'interstice. Il y colla son œil.

De l'autre côté de la porte, un couloir éclairé. Deux hommes qui semblaient s'apprêter à sortir. Il ne les avait jamais vus.

– Dis quand même à ton Anglais de faire gaffe. Il a peut-être ses propres motivations, mais moi j'ai mes électeurs...

– Écoute, député, ce type est un coriace. Je

t'avoue qu'il me fait parfois un peu peur, mais c'est un prudent, et un malin... Il a envie de foutre le bordel dans le coin. Une revanche, tu comprends...

– Il aurait pas en plus une méchante névrose, des fois ? J'ai deux, trois amis haut placés dans la gendarmerie, en Belgique. Ils m'ont laissé entendre qu'ils le connaissaient bien et qu'ils ont même failli le contacter pour organiser les petites sauteries dans le Brabant. Tu te souviens ?

– Les supermarchés ? Tu parles que je m'en souviens... Van Diksmuide avait pâli à cette évocation.

– Eh bien ils ont préféré laisser tomber. Jacky Dewiche alias l'Anglais est un « incontrôlable », qu'ils disent. Alors...

– Alors n'aie pas peur. Un peu de déstabilisation dans le Westhoek ne fera de mal à personne. Et puis pour toi, je ne m'en fais pas. Quand il y a du pouvoir en vue, tu te débrouilles toujours. UDR, PS, aujourd'hui « indépendant »...

– Une confidence, van Diksmuide, ricana le député en crachotant, tel que tu me vois, je suis en train de négocier avec les pontes du FN. Aussi bien, le PC, en son temps... C'est ça aussi, la démocratie parlementaire !

Les deux hommes partirent d'un rire gras.

– N'empêche, reprit le député, il faudra quand même se méfier de l'Anglais. Il est costaud, peut-être, mais les gars du SAC, au moins, c'étaient des vrais pros. Regarde, y'en a même un qui a... Il éclata d'un rire qui, se transformant en raclement de gorge, se termina en un gros crachat verdâtre au fond d'un mouchoir sorti à la hâte... qui a réussi à devenir ministre de l'Intérieur !

Les deux hommes s'éloignèrent et passèrent la porte d'entrée.

– Je te préviens, dit le toubib, je ne reste pas chez toi : encore du travail ce soir…

Le Poulpe n'entendait plus rien. Sortir de là. Et vite. Bien entendu, la porte de la cave était bouclée. Rien sur lui, pas même de quoi la crocheter. Il s'y appuya de toutes ses forces. Rien. Il recommença. Léger craquement. Avec l'humidité de la cave, les vis étaient sûrement rouillées, le bois peut-être un peu pourri, merde alors… Allez, j'te pousse. Hnnnnn… Ça résiste. Tu résistes, putain de porte. Gaffe quand même de ne pas la faire exploser… Hnnnnn… Ça y est, tout doux, encore un peu… Crrroônk… Bong !… Une partie de la serrure venait de tomber sur le carrelage du couloir.

La maison était silencieuse. Une pendule, dans le couloir, indiquait cinq heures. Gabriel avança lentement, toutes les lumières du rez-de-chaussée étaient restées allumées. Ses vêtements lui collaient dans le dos : la flotte sur le sol de la cave. Il atteignit la porte d'entrée qui se laissa ouvrir.

– Bonjour, monsieur Gabriel Lecouvreur ! derrière lui.

Putain, le sang, même pas un tour.

La femme, plutôt deux fois vingt ans qu'une, tout en secouant sa grande tignasse blonde qui la faisait ressembler à un jouet de petite fille, parlait avec un fort accent d'aboiement. Un vrai cerbère léonin, les doigts pleins de bagouzes et d'un calibre présentant de graves similitudes avec son Taurus…

– Comment…

– Je sais ton nom ? La bouche mauvaise, elle l'invita d'un geste à lever les mains. Mon mari est médecin, tu sais. Quelques relations dans la chimie. Une piqûre de rien du tout. Quelques milligrammes d'un petit cousin du pentotal, et le tour est joué… Comment va Cheryl ? Et ce cher Émile Darrat ? Tu vois, il n'y avait qu'à demander pour savoir. Tout savoir. Nous savons même où nous pouvons cueillir le brave Mohamed, mais aussi Mélanie, sa charmante petite pute. Tu vois, tu as été très, très coopératif depuis qu'Henri t'a ramené ici, hier soir…

Le Poulpe ne bougeait pas. Envie de hurler, mais même ça, ça ne le sortirait pas de ce nouveau cauchemar.

– Ici ! Avance ! Au moindre geste, je te mets une balle dans la gueule.

Le Poulpe gambergeait à toute vitesse, se faire braquer par une poupée Barbie à maturité, ça pouvait être supportable, mais quand la poupée montrait des signes d'appartenance à la tendance Klaus, ça commençait à craindre maousse.

Ils avancèrent jusqu'à un salon. Larges fauteuils de style canadien. Tapis afghan. Gabriel à l'affût du moindre faux pas de la garce.

– Je vais te dire deux ou trois choses, le Poulpe… C'est bien comme ça aussi que tu te nommes, non ? Deux ou trois choses qui vont satisfaire ta curiosité, sale fouineur. Ensuite, après une petite formalité, il sera toujours temps de se dire adieu… Sur le ventre, mains derrière la nuque !

Gabriel s'exécuta, tentant de repérer une arme, n'importe quoi, en vain.

– D'abord, reprit la van Diksmuide, le cas de Virginie… T'en as certainement entendu parler, tous les morveux du lycée que tu as rencontrés bandaient pour elle. Mais c'est nous qui la baisions… Du reste, elle remplissait fort bien sa tâche, la salope. Faut dire qu'elle nous coûtait sacrément cher en fourniture de poudres diverses… Tellement accro, la gamine, qu'elle a fait des bêtises.

La femme restait debout derrière Gabriel, certainement en train de le braquer.

– Tu nous as aussi appris que tu es au courant pour la petite fiesta qu'on projette d'organiser dans le coin, avec l'Anglais. Tu sais, les symptômes de syphilis, la substance dans la came, les tracts et tout ce qui s'ensuit… Je ne connais pas ses mobiles, mais je peux te dire que l'Anglais va semer un fameux merdier dans cet endroit pourri qui m'a toujours fait dégueuler. Tu comprendras donc pourquoi mon cher mari s'est vu contraint d'éliminer cette branleuse : un jour où elle était vraiment en manque, il l'a surprise dans la maison en train de fouiller là où justement il ne fallait pas. La malheureuse était tombée sur certains papiers, quelques liasses de billets et puis surtout des photos…, disons compromettantes pour certaines personnalités de notre cher terroir : la petite collection de l'Anglais ! Celui-là, il ne fallait pas qu'il se fâche… La gamine n'a touché à rien, elle ne s'en est peut-être même pas rendu compte, mais mon époux adoré a jugé plus prudent de l'éliminer. Un simple accident, comme on en voit malheureusement tous les jours… pauvres petits enfants… Tu vois, Lecouvreur, la politique, leurs trucs, je m'en contrefous.

C'est de semer le bordel chez tous ces culs-terreux de Flamands qui me fait mouiller !

– Pourquoi me dites-vous tout cela ? fit Gabriel, essayant de temporiser et de ne pas avaler les poils du tapis qui sentait le rance.

– Je viens de te le dire : tu n'en as plus pour très longtemps et je me sens une âme charitable. Tu ne te seras pas déplacé pour rien…

– C'est vous qui avez assassiné François ?

– J'ai eu cette excellente idée, en effet, même si je n'ai pas directement commis l'acte. C'est l'œuvre d'un jeune homme, aujourd'hui disparu. Ah, charmant Goedendag… je n'avais qu'à lever le petit doigt. Capable de se montrer tel qu'il était au tréfonds de lui-même : un vrai porc. N'empêche que même sans lui, le jeune con y serait passé. Je lui ai moi-même inoculé la « maladie »… Mais il fallait faire vite, alors…

Elle rit, puis, d'une voix altérée :

–… tout ça me met dans un de ces états…

Il entendit un froissement d'étoffe, elle se baissait derrière lui, puis il ressentit une légère piqûre, dans son cou. Il crut tout d'abord qu'il tombait dans les vapes, mais non. Seulement, très vite, comme des fourmis un peu partout et l'impossibilité de bouger.

– Ne t'inquiète pas, mon chéri, ce n'est qu'un gentil immobilisant… Ça t'anesthésie peut-être un peu, mais pas vraiment. Tu vas en avoir, de la chance…

Elle retourna le Poulpe sur le dos, posant le flingue sur un fauteuil, à portée de main.

– Viens ici, toi ! Elle parlait à quelqu'un d'autre

qui s'approcha. Une fille, toute jeune, de type asiatique, dans un état de profonde stupeur.

– Regarde bien, la Viet, ce que tu vas t'enfourner. Après ce sera mon tour…

Madame van Diksmuide, décidément branchée seringues, en sortit une autre d'une petite trousse.

– Et toi, mon grand, je vais t'en faire une comme tu n'en as jamais eu… Hein, qu'est-ce que tu dirais d'une petite intracaverneuse ? Dans quelques instants, tu vas te retrouver avec une de ces queues, mon salaud, à en faire pâlir Priape lui-même…

Tout en lui disant cela, elle avait desserré la ceinture du Poulpe et lui avait fait glisser slip et pantalon jusqu'au milieu des cuisses puis les lui avait ôtés complètement.

– On sera plus à l'aise comme ça, fit-elle en se pressant le poing contre le pubis. Je bande, mon salaud, tu peux pas savoir…

Dire quelque chose, se débattre : malheureusement, tous ses efforts furent vains. La folle de la piquouze approchait une minuscule aiguille de la base de son sexe tout en déversant un flot d'insanités. Son visage, d'une pâleur soudain cadavérique, était traversé de tics, les yeux totalement révulsés.

– Qu'est-ce que tu nous fais encore, espèce de tarée !

C'était le mari adoré qui venait gâcher la séance récréative. Il se rua sur sa femme.

– Ça fait même pas vingt-quatre heures qu'il est là et tu vas nous le bousiller. L'Anglais veut encore l'interroger, connasse !

Il lui attrapa le poignet et la tira violemment en arrière. Elle tomba, se releva aussitôt et attaqua son brave époux à la seringue. Le toubib esquiva mal le coup, prit l'aiguille dans le gras de la joue et abattit son poing sur le visage de madame. Cela fit comme un craquement, suivi presque aussitôt d'une explosion ; van Diksmuide sursauta puis se retourna, l'air surpris.

Avant de mourir, sa rétine eut juste le temps de percevoir l'image de Mei-Long qui le visait encore.

La jeune fille s'était mise à trembler, l'arme à bout de bras. Dans un coin, à moitié assommée, la femme du toubib commençait à remuer. Vu la situation, l'immobilisant perdait un peu de ses effets, mais encore trop lentement au goût du Poulpe.

– Vous allez crever ! La femme s'était relevée et s'approchait de Mei Long, prostrée. Elle s'empara du Taurus et en pointa le canon sur l'œil gauche de la fille.

Il y eut une nouvelle explosion. Mei-Long était indemne. La balle était allée se loger dans la chaîne stéréo du bon docteur : son épouse venait de partir en vol plané sous l'action horizontale et déstabilisante du tapis afghan que Gabriel avait tiré à lui avec la dernière violence.

Il eut juste le temps de se relever et d'attraper Mei-Long. La fille semblait enfin se réveiller. Ils plongèrent derrière le canapé au moment où la femme recommençait à les canarder. Elle appuya plusieurs fois sur la détente sans qu'aucun projectile fît mouche. Puis plus rien : l'arme était vide.

La dingue hurla de dépit puis, avec un rire façon grincement, elle courut vers une armoire :

– Au calibre 12 que j'vais vous avoir. De la bouillie comme à Westpeene !...

Gabriel venait de récupérer son futal au moment où elle refermait le Remington. Il poussa vivement Mei-Long. Tous deux atterrirent dans le couloir au moment où la cinglée shootait à deux reprises, désossant complètement son canapé canadien.

– Viens ! Elle doit le recharger...

La fille était maintenant redevenue tout à fait lucide. Ils coururent jusqu'à la porte d'entrée et s'enfuirent dans le parc. Derrière eux, l'autre venait à nouveau de faire feu, au jugé. Il faisait déjà presque nuit.

– Attends, fit Gabriel, je ne peux pas rester comme ça... Merde ! Il avait dû laisser son slibard dans le salon. Tant bien que mal, en grognant, il enfila son fute.

Ils s'apprêtaient à repartir quand les faisceaux de deux phares balayèrent les arbres tout près d'eux. Une auto venait d'entrer dans le parc. Jaguar blanche.

L'Anglais grimpa quatre à quatre les marches du perron. Le Poulpe fit signe à la jeune fille de ne pas bouger. Ils attendirent. Très peu de temps. Des hurlements se firent entendre dans la maison : la femme de van Diksmuide semblait avoir définitivement largué les amarres.

Un coup de feu, sec, mit irrévocablement fin aux vociférations. L'Anglais ressortit. Pressé. Il fit gueuler le moteur de la Jag et se tira à tombeau ouvert.

***

De la route, Gabriel avait reconnu, au loin, le clocher illuminé de Saint-Eloi. Ils avaient marché deux ou trois kilomètres. Mei-Long lui avait raconté son histoire. Puis ils avaient été embarqués par deux jeunes femmes en bagnole. Deux étudiantes qui pestaient contre les IUFM, où, disaient-elles, on apprenait aux futurs profs à n'être que des larbins. Le Poulpe leur avait demandé de les déposer dès les premières maisons d'Hazebrouck.

– Je vais vous laisser devant un restaurant, fit la conductrice. D'ailleurs, je vous le conseille. Il n'est ouvert que le week-end. On y fait de la cuisine régionale, mais ce qui vaut le détour, ce sont surtout les plats médiévaux. Les serveurs sont même déguisés, vous pouvez y aller, c'est bon et le personnel est sympa.

Ils roulèrent quelques minutes.

– Tenez, c'est là…

Elle arrêta l'auto devant l'auberge.

–… « Au Hanap frénétique ».

16 - Booz en avait quatre-vingt…

Ne venez jamais que vous n'ayez été appelé trois ou quatre fois, car il n'y a que les chiens qui viennent au premier coup de sifflet; et quand le maître crie : « Qui est là ? », aucun domestique n'est tenu d'y aller; car qui est là n'est le nom de personne.

Jonathan Swift, *Instructions aux domestiques*

–… la mer et ses déesses bleues.

– Ah ouais, celle-là est chouette ! fit Jean-Poire. Les autres acquiesçaient en riant. La séance de cadavres exquis avait complètement détendu l'atmosphère.

– Ah, les mots !... Ça me rappelle de sacrées parties avec ce fou d'Asger, à Bruxelles... Une autre tournée de Coca ? fit Émile. Il remplit les verres des jeunes gens.

Gabriel appuya à deux reprises sur la sonnette. Le vieil homme vint ouvrir.

– Salut, camarade... C'est Mei-Long. Le Poulpe lui présenta la situation de la jeune fille. Tous trois jugèrent préférable de la confier dès le lendemain aux soins d'un avocat que connaissait Émile.

– Je suis avec Mélanie, Momo, Jean-Poire et Francis.

– Ouais, on était justement en train de partir, dit Jean-Poire. Mais qu'est-ce qui t'est arrivé depuis hier ? Momo et Francis nous ont dit que tu avais pris l'autre salaud en chasse...

– Ce serait trop long. Émile vous racontera ça...

– Bon, bah nous on y va.

– Méfiez-vous pendant quelques jours, surtout toi, Mohamed, et toi, Mélanie. J'ai bien peur qu'ils aient réussi à me soutirer des renseignements sur vous. Une sorte de sérum de vérité... Restez chez vous, ne sortez pas, faites-vous porter pâles pour le lycée. Toi, t'auras pas de difficulté, dit-il à Momo en désignant son bras en écharpe. Au fait, comment ça va ?

– Ça peut encore aller, mais je crois que je vais demander un abonnement. La balle m'a traversé le haut de l'épaule. Ça fait mal mais ça aurait pu être pire... Y'a les flics qui m'ont emmerdé toute la journée, mais j'ai rien dit.

Les jeunes gens levèrent le camp.

– Vous pouvez vous reposer là, mademoiselle, dit Émile en désignant la porte de la chambre. Mei-Long s'assoupissait sur une chaise, épuisée. Elle sourit, le remercia, mais déclara qu'elle préférait rester auprès de Gabriel. Elle s'installa sur un fauteuil et s'endormit aussitôt.

– J'ai suivi ton conseil, ou plutôt ton idée.

–...?

– Pour la politique. C'est vrai que j'ai quatre-vingt-trois ans, mais il paraît, enfin c'est ce qu'ils disent dans la Bible, que Booz en avait quatre-vingt quand il s'est uni pour toujours à Ruth... Alors pourquoi pas être fidèle, moi aussi, à ce que je pense, tout au fond ? Avec les jeunes on a décidé de s'organiser. Oh, pas pour revendiquer, non : pour tenir sur nos principes. On ne sait pas encore trop comment faire, faut qu'on invente... Mais toi, comment tu vas ? C'est pas la superforme, on dirait. Et dis-moi : les gars à qui t'as affaire n'ont pas l'air d'être des tendres... T'es armé ?

– J'avais un flingue, je l'ai paumé...

Le père Darrat s'était levé. Dans la petite cuisine, il retira de sous l'évier une mallette en simili et, au passage, attrapa une bouteille de bière dans le frigo. Il les posa sur la table, ouvrit un tiroir et en sortit une boîte en bois, de forme cubique.

– Ça, c'est pour après... D'abord une chope...

Il fit sauter le bouchon. La bouteille arborait une jolie étiquette représentant la cueillette du houblon. Au centre, un gigantesque personnage de carnaval : le géant Henri le Douanier qui donnait son nom à la bière.

– Tu peux y aller, y'a pas longtemps qu'elle existe, mais elle fait déjà un tabac…

Le Poulpe but avidement.

– Et ça, c'est de la récupe. Le père Darrat ouvrit la mallette : deux grenades à manche, emmitouflées dans du papier journal.

– Des allemandes ?

– Ouais. J'étais pas loin d'ici à la fin de la guerre. À quelques-uns on avait formé un petit réseau. Le 30 août 44, les Allemands s'apprêtaient à se barrer d'Hazebrouck. Ce jour-là, un groupe de soldats a assassiné froidement sept personnes, dont un père et quatre de ses fils, les Verlyck. Le commandant du peloton était un officier de la Gestapo. Après la fusillade, la mère Verlyck l'avait décrit, uniforme noir et lunettes cerclées d'or. Mais le vautour s'était envolé, impossible de lui mettre la main dessus…

Émile s'arrêta un instant et tapota la mallette :

–… sauf qu'il y avait moi et mes copains. On a réussi à le courser. Je l'ai retrouvé à Dikkebus, en Belgique, pas loin après la frontière. Là-bas, il y a un vaste étang. Tout au fond, il ne doit pas rester grand-chose de ce salopard… De lui, j'ai gardé ça, pas seulement en souvenir. J'avais aussi récupéré un P. 38, mais je l'ai utilisé, quelques jours après, pour régler leur compte à deux jeunes fumiers d'Hazebrouck. Des collabos qui sillonnaient le coin en side-car. Ils avaient organisé un racket et terrorisaient les gens… Voilà, c'est donc tout ce que je peux te proposer. Je me suis tout de suite débarrassé du pistolet.

Le Poulpe soupesa les engins explosifs.

– J'essaierai de faire avec.

– Et ça, c'est un petit cadeau. T'auras qu'à revenir le prendre dès que tu en auras fini avec ces fumiers.

Il fit glisser la boîte en bois sur le Formica.

– Encore un peu d'histoire, le dernier coup, promis. En novembre 36, à Madrid, un Polikarpov Mosca a été abattu par trois Junkers. Il s'est écrasé sur le paseo de la Castellana. Les types des FARE ont embarqué le pilote, mal en point, et les mitrailleuses. J'étais sur le paseo. J'ai grimpé à bord du zinc dès qu'ils sont partis et j'ai réussi à récupérer ça avant qu'il ne prenne complètement feu.

Il souleva le couvercle.

Gabriel ouvrit des yeux grands comme des soucoupes.

– Vas-y, prends-le…

Le cœur battant, Gabriel sortit avec beaucoup de précautions le cylindre de cuivre et de laiton. Une quinzaine de centimètres de diamètre. Sur le côté, un écran de verre. À l'intérieur, un disque flottait librement autour de son axe dans un liquide, vraisemblablement du white-spirit.

– Un compas ! Nom de dieu c'qu'il est beau ! Même pas une égratignure ! Mais je… non, t'es dingue…

– Fais pas le con, je te dis que c'est à toi… Et puis ça aussi, fit-il, le regard malicieux, mais promets-moi de ne le lire qu'à la fin, tout à fait à la fin…

Le vieil homme glissa un morceau de papier bleuté, plié en quatre, dans la boîte du compas. Au moment où il la refermait, Gabriel tressaillit.

– Tu n'as rien entendu ? On dirait un bruit de moto.

Il fonça à la fenêtre. En bas, un type casqué, combinaison de cuir, accourait vers l'immeuble. Le Poulpe eut une mauvaise intuition. Qui se vérifia presque immédiatement : deux bagnoles venaient d'arriver, dont une Jaguar blanche.

– Les voilà ! Tu connais quelqu'un dans l'immeuble chez qui tu peux te mettre en sûreté ?

Émile répondit que oui et lui lança un trousseau de clefs.

– Celles de ma bagnole, ça peut toujours servir…

Gabriel éveilla Mei-Long. Il jeta une veste sur les épaules de la jeune fille et lui prit la main.

– Allez, fit le Poulpe, on se casse. Je vais essayer de les attirer le plus loin possible. J'ai l'impression que c'est surtout à moi qu'ils en veulent.

Il enfonça les deux grenades dans ses poches et suivit Émile et la fille hors de l'appartement. Ils se quittèrent sur le palier.

– Prends l'escalier, ça t'évitera d'être coincé ! Tu verras, tous les deux étages, tu as un couloir qui court sur la moitié de la longueur du bloc…

Avant de plonger, Gabriel se retourna :

– Au fait, c'est laquelle, ta bagnole ?

– La Mercedes bleue !

17 - Mots exquis d'Esquimaux

ESTRAGON – *On trouve toujours quelque chose, hein, Didi, pour nous donner l'impression d'exister?*
Samuel Beckett

«Plus ❒ very ❒ sehr ❒ très fringant, toi...»

Gabriel cocha mentalement la version française. Vrai qu'il commençait à fatiguer. Il avait même du mal à débloquer le Neiman.

– Allez, quoi! merde!

Il démarra. Un vrai bateau.

Il sortit les grenades et les déposa sur le siège passager. Il arrivait à peine au bout de la rue quand il entendit les premiers coups de feu. Dans le rétro, il vit bondir la moto, aussitôt suivie par les bagnoles. Il emprunta d'abord des rues étroites, grilla un stop et se retrouva sur la route de Cassel.

Immanquablement, les autres allaient le rattraper. Le type à moto, si c'était encore Viking, avait fait de sacrés progrès.

* * *

La Jaguar blanche fermait la marche. Les autres avaient l'ordre d'arrêter ce type, ce Lecouvreur. Lui, l'Anglais, se réservait le coup de grâce.

Il ne sera pas dit qu'un sale jacobin de Français aura eu raison de moi, Jacky Dewiche, fils naturel de Jean-Marie Gantois!

Ils ont assassiné l'abbé, mon père [1]*... Tout était*

(1) L'abbé Gantois, collaborateur nationaliste flamingant, chef du Vlaams Verbond van Frankrijk avant guerre et sous l'Occupation, est mort noyé en 1968. Accident, suicide, assassinat? Rien n'a été prouvé. Quant à l'existence d'un fils naturel, cela semble relever du pur délire de la part de l'Anglais...

possible en 68 avec ces salauds. Aujourd'hui est venue l'heure de payer. Dies irae! comme aurait dit papa. Le premier pas vers la libération de la Flandre, vers la reconstruction d'un Etat Thiois, d'une Flandre riche et belle, germanique, pure, digne de Guillaume d'Orange et de Vaast Van den Brande!

Il caressa la crosse de son Browning.

* * *

La moto s'était rapprochée de façon très sensible. Ils redescendaient Cassel par les pavés, à fond de train. Ça tournait et ça glissait pas mal. Dans une courte ligne droite, le motard arriva à hauteur du Poulpe, le visa à la tête, mais dut ralentir pour aborder le virage suivant. Au moment où Gabriel sentit que l'autre allait remettre plein pot, il balança un méchant coup de patins. La moto vint heurter l'arrière de l'auto, très violemment. Gabriel rétrograda aussi sec, faisant rugir le moulin. Un gros bruit sourd sur le toit de la bagnole qu'il essayait de stabiliser en jouant du volant et du frein moteur.

Le chevalier de la route fit un roulé-boulé pas très académique sur le pare-brise et le capot avant de plonger, désarticulé, sous l'avant de la Mercedes. Au passage, les Michelin XZX imprimèrent leurs marques géométriques sur le cuir de la combinaison.

Dans la bagnole, ça secouait un max. Le Poulpe réussit à redresser *in extremis*. Un deuxième stop de grillé. Direction Steenvoorde, comme une balle boche.

* * *

Malgré la gerbe d'étincelles qui jaillissait de la moto et qui indiquait que ça tournait vinaigre pour Clovis, ni Henri ni Jacky «Gantois» ne purent l'éviter...

Bong-bong!...

Bong-bong!...

***

À la sortie de Steenvoorde, les trois bagnoles s'engouffrèrent sur l'autoroute, fonçant vers Dunkerque.

L'auto de ses poursuivants immédiats, une imposante Ford, était beaucoup plus puissante que la Mercedes. À plusieurs reprises, elle vint se mettre à sa hauteur. La vitre du passager était baissée, Viking le braquait avec un fusil à canon scié. Il semblait gueuler quelque chose du genre «Arrête-toi!» et, bizarrement, alors qu'il aurait pu le buter dix fois, il ne tirait pas. Au bout de quelques minutes de ce petit jeu, la grosse tire américaine le dépassa et freina brusquement, tentant de le bloquer dans la queue de poisson.

Malgré la fatigue, le Poulpe avait encore de bons réflexes et la Mercedes répondait à merveille. Il évita les deux gugusses et, en les doublant à nouveau, il pensa à une histoire ancienne où il était question de certains Curiace. Il opta pour la famille Horace. Personne sur cette portion d'autoroute. Pied au plancher. Le moulin faisait un bruit de tous les diables. «J'ai le booster qui tonne» sourit-il. Cent soixante.

Dans le rétro il vit la Ford ralentir et se laisser rejoindre par la Jaguar. Les deux bagnoles de front, pendant quelques instants. Là-bas, ça devait discuter.

Un mouvement de phares : la Ford reprenait de la vitesse.

Sur un panneau : « Sortie Bergues 2 km». Il laissa venir les zigotos. Il prit une grenade et attendit qu'ils se pointent à sa hauteur. Viking fit une drôle de gueule en voyant arriver, par la vitre que Gabriel venait de baisser, un objet sombre sur lequel il avait du mal à mettre un nom.

Le pont qui enjambait l'autoroute en fut tout illuminé. Le Poulpe venait de braquer léger sur la droite, vers Bergues. À cent mètres, un Anglais fou de rage faisait souffrir la mécanique britiche.

* * *

Question puissance, ils étaient à peu près à égalité. Ils longeaient un canal. Devant eux, un halo de lumière orange indiquait qu'ils se rapprochaient de Dunkerque.

Par intermittence, Gabriel ressentait la morsure du doute : l'autre hargneux venait régulièrement le tamponner, en veillant quand même à rester derrière lui. L'utilisation de la deuxième grenade devenait plus qu'aléatoire. Quant à l'Anglais, il avait sorti l'artillerie et le canardait consciencieusement. Peu à peu, la Mercedes se mettait à ressembler à une passoire.

Ils entrèrent dans la ville. Quelques ponts, des canaux, et puis bientôt, le centre. Un type au coin d'une maison, l'air passablement bourré, une énorme perruque vert pomme sur la tête. Puis des gens, de plus en plus, partout, sur les trottoirs et sur la chaussée. Certains d'entre eux tenaient un parapluie au manche démesuré, l'agitant en cadence, comme autant de tambours-majors au bord de l'hystérie.

Impossible d'aller plus loin. Une cinquantaine de mètres derrière, l'Anglais, bloqué, se faisait chahuter par une bande de joyeux drilles déguisés en Esquimaux.

Wiche, wiche, wiche, wiche,
Viens jouer avec mon wiche.
Cinq minutes c'est pas longtemps,
Et mon wiche y s'ra content...

Ils étaient bien une quinzaine, chantant, hurlant, l'empêchant de passer.

Le Poulpe décida de laisser la bagnole et de poursuivre à pied. La situation lui serait un peu plus favorable. Par ici la grenade.

Au moment où il sortit de l'auto, une détonation le fit se retourner. Un des Esquimaux se tenait le ventre avec une sale grimace, deux autres le soutenaient et le reste de la bande s'était vivement reculé : l'Anglais sortait de la Jag, le soufflant à la main.

Il avisa le Poulpe, l'ajusta, mais baissa son arme au dernier moment. Un autre groupe s'était interposé, une dizaine de harengs argentés de deux mètres de haut et quelques hommes et femmes, perruques multicolores et seins postiches, agitant leurs incommensurables parapluies.

Rose la poissonnière,
Elle écorchait des raies,
Ohé, ohé...

Ça chantait, ça gueulait de partout. Tous les bistrots étaient pleins à craquer. Aucune violence dans l'air. Fraternité. Sauf du côté de l'autre poufiard avec son flingue.

Gabriel s'était faufilé dans la foule de plus en plus compacte à mesure qu'il avançait.

Mets ton p'tit cul sur la glace,
Mets ton p'tit cul sur la glace,
Ton p'tit cul, ton p'tit cul,
Ton p'tit cul tout nu!...

La place Jean-Bart, vision hallucinante. Bornéo. Les Nouvelles-Hébrides. Un instant, le cœur de Gabriel battit façon celui de Brazza devant l'assemblée des chefs Oubandji. Des centaines et des centaines de masques qui tournaient en rond autour d'un kiosque où tonitruait un orchestre, fifres, trombones, trompettes et tambours.

Elle a des grosses totottes, ma tante Charlotte,
Elle a des belles cuisses, ma tante Alice...

Ça braillait, ça rigolait, ça chahutait : la Bande de Dunkerque en était au Rigodon final. Elle donnait l'impression d'y être depuis des jours et pour des jours encore.

Est-ce que t'as pas vu la Bande...

Des Yang-Tsé-Kiang de bière se déversaient dans les gosiers – même pas besoin de pisser tellement tu transpires.

Donne un zout'je à ton oncle Cô
Qui r'vient d'Islan-an-de...
De son wam, t'auras un morceau
S'il est bien ten-en-dre...

Le Poulpe avait perdu de vue l'autre assassin. Il jugea plus prudent de se trouver un camouflage. Un marchand de parapluies, de plumeaux et de masques

Ah, ah, ah, ah, Léon,
Il a dans son cal'çon
Un joli saucisson...
lui vendit une tronche de Philippe de Villiers en celluloïd surmontée d'une mitre.

Il s'avança
Ah, ah, ah, ah, Louise,
Elle a dans sa chemise
Une jolie boîte à prise!
encore vers le Rigodon, pris en charge par deux jeunes filles en plein délire éthylico-musical – Armance et Julie, qu'elles disaient s'appeler – qui tentèrent de lui apprendre un air du folklore bas-berrichon. Il fit ainsi trois tours, passant de groupe
Va laver tes dents avec des Corinthe,
T'auras du poudingue
Plein ton cul!...
en groupe, se demandant où avait pu passer l'autre enfoiré.

Soudain, la musique se fit moins endiablée, tous les participants s'agenouillèrent et, religieusement, entonnèrent un nouvel hymne :

Jean Bart, salut, salut à ta mémoire...

Surpris, le Poulpe était resté debout. Il ôta un instant son masque pour s'éponger le visage.

Sur l'océan, qui fut ton champ d'honneur...

À vingt mètres de lui, il repéra l'Anglais qui le fixait en montrant les dents...

Et la cité qui te donna la vie
Érigera ta statue en autel,
Érigera ta statue en...

Ils couraient tous les deux comme des dingues, s'éloignant de la place. L'Anglais hurlait.

– Arrête-toi, je te dis ! Que tu saches au moins à qui t'as affaire avant de crever !

Gabriel n'avait pas trop envie de lui faire la conversation, mais il dut se résigner à mettre un terme à sa course : ce qui clapotait, là, devant lui tout à coup, c'était l'eau d'un des bassins du port. Il choisit de faire face.

L'agité du Browning fut tout de suite sur lui. Au loin, ça continuait à battre son plein.

As-tu connu Manot'je ?
Ça c'est un beau p'tit cot'je
Elle a cassé sa jambe de bois
Su'l'péristyle de saint Eloi !

– Lecouvreur, je vais te faire la peau... Tu es courageux et malin, mais les vraies valeurs, les valeurs éternelles, sont de mon côté à moi, Jacky Gantois, fils naturel de l'abbé, le grand défenseur de cette Flandre où tu n'aurais jamais dû mettre les pieds. Prépare-toi au grand voyage.

Il pointa le flingue vers la tempe de Gabriel, le fouilla rapidement, et sembla éprouver une jouissance insensée quand il mit la main sur l'arme cachée :

– Tu connais la parole de Notre Seigneur Jésus : « Celui qui a vécu par la grenade périra par la grenade » ? Eh bien, on va pas le faire mentir, Notre Seigneur, pas vrai ?

Tout en tenant le Poulpe en joue, il actionna le mécanisme de mise à feu.

– Allez, connard, saute !... À l'eau ! ou je t'explose la trogne... Dans la flotte, tu peux encore espérer échapper à l'onde de choc !

Il appuyait durement la gueule du canon sur l'oreille de Gabriel.

BING !

Une énorme hampe de parapluie venait de s'abattre sur le flingue qui s'envola à la baille. Surpris, Gantois en fut déséquilibré. Il recula d'un pas et heurta une bitte d'amarrage par-dessus laquelle il bascula.

Cela fit d'abord «Plaoufff!». La bande des Esquimaux était là, presque au complet et, agitant ses parapluies et plumeaux, s'était mise à barytonner :

Igloo, igloo, igloo, igloo...

Il est des nô-ôtres,

Il a bu sa tasse comme les...

BAOUMMM !!! Un gigantesque geyser blanc venait de jaillir de l'eau sombre. Instinctivement, le Poulpe et les autres se jetèrent au sol.

Au bout de quelques secondes, on s'était relevé et on regardait la surface de l'eau, en contrebas du quai. Pour la plupart, on faisait une drôle de grimace.

Gantois avait volé au jus avec la grenade. S'y était agrippé, sans s'en rendre compte. Des morceaux de lui flottaient dans le bassin, parmi des dizaines de poissons morts.

Entre deux haut-le-cœur, le Poulpe se prit à soupirer :

– Pulvérisé très fin, Gantois…

18 - Homophonies

Et pendant que vous y êtes, faites-moi donc parvenir quelques pintes de votre fameuse brune.
René Descartes, *Lettre au marquis de Newcastle, Postscriptum*, 23 novembre 1646

J'exècre les exergues !
Xerxès, *Le sexe et ses excès*

– Delcaux ment ! Ce mensonge à Laphein, l'homme aux faux nids d'araignées, le perdra !

– Qu'est-ce que tu nous chantes là ? fit Gabriel. Il arrivait parfois à Gérard de tenir des propos sybillins, mais là, chapeau…

– Non, t'occupe, fit le patron en refermant à la hâte le bouquin qu'il avait en main. J'essaie de deviner le dénouement.

– Une semaine qu'il nous bassine avec ce truc ! glapit Maria tout en servant une Mac Ewan's au Poulpe. Et comme il lit lentement, il en arrive même à laisser tomber la clientèle. «Pour avancer», qu'il dit ! Moi, si ça continue, je rends mon tablier !

Gabriel s'envoya une gorgée de la rousse écossaise. Gérard était à nouveau plongé dans son polar dont l'histoire, à ce qu'il disait, se déroulait dans les milieux zoophiles. Léon dormait à ses pieds. On était encore loin du coup de feu de midi.

Le Poulpe reprit son verre et sourit à l'idée de la tronche qu'avait tirée Raymond, son pote mécano qui s'occupait du Polikarpov :

– Avec ça, au moins, avait-il dit en découvrant

le compas, tu te perdras pas. Si du moins t'arrives un jour à décrocher ton brevet…

Il s'octroya un autre gorgeon.

Après un câlin express entre deux clientes, Cheryl lui avait dit qu'elle fermait boutique l'après-midi. Ils se feraient une petite sieste crapuleuse et, pour le dîner, elle lui préparerait une surprise…

À cette dernière idée, il engloutit la fin de son verre et en commanda illico un autre.

C'est vrai qu'il aimait déjà la bière «avant», mais ces derniers jours, il avait fait sacrément fort. Mardi gras avait été fêté au Renard Volant, avec Émile et les gosses. On y avait passé en revue plusieurs dizaines de marques de jus de houblon, dont une gueuze assassine, la Girardin 1882, foutre-dieu! À un moment, il était tellement schlasse qu'il avait passé un coup de fil à Ève Ladihakel-Hetzel pour l'inviter à se joindre à eux. Au répondeur, il n'avait pu que bredouiller un «vous êtes belle» et, intimidé de sa propre audace biéreuse, il avait raccroché.

Vers le milieu de la soirée, Édouard Millepreute s'était pointé, faisant une distribution de sweatshirts arborant l'inscription «L'A.A.B.A.L'N.». Celui de Gabriel avait les manches un tantinet trop courtes, mais Mélanie avait déclaré que ça faisait très élégant.

– «Et les gants»? avait demandé Émile. Mais comme il l'avait dit sans prendre la peine de l'écrire, personne ne releva.

– Au fait… Émile…, se dit Gabriel en revenant à l'instant présent. Il sortit son portefeuille et en tira le papier bleuté que le vieil homme lui avait filé avec le compas. Maintenant que tout était fini, il pouvait – il devait – le lire. Il le déplia.

Le texte, court, le laissa perplexe. Cela ressemblait à du Canterel. Il sortit le petit livre de sa poche et s'apprêtait à y glisser le billet d'Émile quand il éprouva soudain un léger zaziement derrière son pariétal droit.

Il déglutit, puis s'adressa à Gérard :

– Tu..., tu peux répéter c'que t'as dit tout à l'heure ?

– Quoi ? Quand ?

– C'que t'as dit tout à l'heure, au début du chapitre, à propos du personnage de ton bouquin, là, Del... Delco...

– Delcaux ?

– Ouais, qu'est-ce que t'as dit exactement ? mais exactement, hein...

– Attends un peu..., au début du chapitre, tu dis... ouais, c'est ça : « Delcaux ment ! Ce mensonge à Laphein, l'homme aux faux nids d'araignées, le perdra ! »... Mais pourquoi tu me demandes ça ?

– Non pour rien..., fit Gabriel. Il déplia à nouveau le billet bleu et, avant de commander une troisième Mac Ewan's, il relut, en proie à un léger vertige :

Dès le commencement, songe à la fin :
l'homophonie doit régner.
Le père Darrat

À PARAÎTRE

Le Poulpe

118. José-Louis Bocquet - *Zarmaggedon*
119. Bellanti & Vacher - *Le manuscrit de la mémère morte*
120. Sylvie Rouch - *Meufs mimosas*

Canaille/Revolver

121. Frédéric Chagnard - *Cinq jours sur Terre*
122. François Vitalis - *L'arène des pigeons*

Macno

3. Stéphanie Benson - *Le passage*

Cet ouvrage a été imprimé
sur presse Cameron
par ***Bussière Camedan Imprimeries***
à Saint-Amand-Montrond (Cher)
en février 1998

– N° d'impression : 981304/1. –
Dépôt légal : janvier 1998.

Imprimé en France